高等医药院校基础医学实验教学系列教材

供本、专科医学类相关专业学生使用

人体寄生虫学
实验技术与学习指导

主　编　刘　云　秦秋红　石学魁　运晨霞

副主编　申海光　姜伯劲　莫海英　龙光宇

编　委　（按姓氏笔画排序）

马新博（广西科技大学）

邓　琦（广西科技大学）

石学魁（牡丹江医学院）

龙光宇（广西科技大学第一附属医院）

申海光（广西科技大学）

刘　云（广西科技大学）

运晨霞（广西中医药大学）

陈倩倩（广西科技大学）

周　盛（广西科技大学）

庞　旭（西南大学）

姜伯劲（广西科技大学）

秦秋红（广西科技大学）

莫海英（广西科技大学）

黄明月（广西科技大学）

曾令清（重庆师范大学）

谢　燚（柳州市人民医院）

U0303944

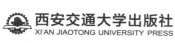

西安交通大学出版社
XI'AN JIAOTONG UNIVERSITY PRESS

国家一级出版社
全国百佳图书出版单位

图书在版编目(CIP)数据

人体寄生虫学实验技术与学习指导/刘云等主编 . —西安：
西安交通大学出版社，2022.6
ISBN 978 - 7 - 5693 - 2645 - 1

Ⅰ . ①人…　Ⅱ . ①刘…　Ⅲ . ①医学-寄生虫学-实验-医
学院校-教学参考资料　Ⅳ . ①R38 - 33

中国版本图书馆 CIP 数据核字(2022)第 102825 号

书　　名	人体寄生虫学实验技术与学习指导
主　　编	刘　云　秦秋红　石学魁　运晨霞
责任编辑	赵丹青　宋伟丽
责任校对	郭泉泉

出版发行	西安交通大学出版社
	（西安市兴庆南路 1 号　邮政编码 710048）
网　　址	http://www.xjtupress.com
电　　话	(029)82668357　82667874(市场营销中心)
	(029)82668315(总编办)
传　　真	(029)82668280
印　　刷	西安明瑞印务有限公司

开　　本	787mm×1092mm　1/16　　印张 12.5　　字数 273 千字
版次印次	2022 年 6 月第 1 版　　2022 年 6 月第 1 次印刷
书　　号	ISBN 978 - 7 - 5693 - 2645 - 1
定　　价	38.00 元

前　言

人体寄生虫学是一门重要的医学基础课程。为了使学生了解人体寄生虫的形态、生活史及生态规律，熟悉寄生虫与人体及外界环境的关系，认识寄生虫病的发生与流行、预防与治疗的基本理论和原则，根据高等医药院校人才培养方案和教学大纲的要求，在参阅了大量相关文献、学习同类院校的教学经验的基础上，我们编写了《人体寄生虫学实验技术与学习指导》一书。

全书分为上、下两篇。上篇为实验技术，包括人体寄生虫学实验的基本要求与基本技术，医学蠕虫、医学原虫、医学节肢动物相关实验和常用的人体寄生虫实验诊断方法。书中对标本的介绍力求准确、详尽，并附观察标本的图像，以缩小课本中模式图与镜下标本的差距，指导学生正确判断观察到的图像。下篇为学习指导，包括人体寄生虫学总论、医学蠕虫、医学原虫、医学节肢动物相关学习指导和练习题，供学生检验理论课的学习效果。在全书末还附有总复习和模拟测试卷，总复习是对人体寄生虫学全部内容的归纳总结，模拟测试题的选择和编排力求与执业医师考试相吻合，以便学生复习备考。本教材主要供临床医学、预防医学、护理学等专业的学生使用，同时可作为教师、科研人员及从事相关工作技术人员的参考用书。

由于编者能力所限，书中难免存在不足之处，恳请广大读者提出宝贵意见，以便后期修订完善。

《人体寄生虫学实验技术与学习指导》编委会

2022 年 6 月

目　　录

上 篇

实验技术

第一章　人体寄生虫学实验的基本要求和基本技术

第一节　实验室规则

（1）实验是学生理论联系实际的重要途径，是培养学生实事求是科学态度、独立思考能力和独立操作技能的课堂，学生在实验过程中必须遵守实验室规则。

（2）实验前应做好预习，明确实验目的和要求，了解每个实验的基本原理和具体操作方法，通过实验，加深和巩固学过的理论知识，从而达到理论和实践相结合的目的。

（3）进实验室上课时必须穿白大衣，并携带教材、实验指导、实验报告本及必要的文具（如钢笔、铅笔、尺子等）。

（4）严格遵守操作程序，实验操作时要耐心细致，自己动手，独立思考，严格要求，培养实事求是的科学态度和认真负责的作风。爱护教学仪器、标本、试剂等，如有遗失或损坏应报告老师，并按学校规定进行适当赔偿。

（5）实验过程中不得擅自移动示教显微镜视野及大体标本，以免影响其他同学观察。

（6）上课要准时，不得无故缺席、迟到或早退，因特殊情况外出或早退应向老师请假。

（7）遵守课堂纪律，保持实验室的安静，关闭手机及其他与实验无关的电子设备，不要大声喧哗、随便走动或进行与实验无关的活动。不得随地吐痰和乱扔纸屑。要尊重老师，爱护公物。

（8）认真、独立、负责地完成实验内容，实验报告书写要求简明扼要，字迹清楚，绘图要准确客观，不得抄袭图谱或挂图。实验报告要按时完成，交给老师批阅。

（9）实验结束时，应将标本整理好，玻片、器皿、垃圾应按要求放到指定地点，严禁乱扔乱放，尤其是不要将垃圾丢入水池内，以免造成排水管堵塞或污染环境。

（10）值日生应负责搞好实验室的清洁卫生，离开实验室前应关好水、电、门窗。

（刘　云）

第二节 显微镜的使用

显微镜是进行人体寄生虫学实验的主要工具，学生应熟练掌握低、高倍镜的使用方法，并在实验过程中遵守统一操作规程。

一、显微镜的构造

显微镜由机械系统和光学系统两部分构成(图1-1)。

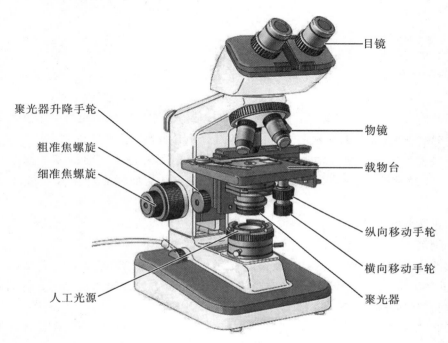

图1-1 显微镜的构造示意图

1. 机械系统

机械系统包括镜座、镜臂、载物台、压片夹、推进器、镜筒、物镜转换器、粗准焦螺旋、细准焦螺旋等。

2. 光学系统

光学系统包括反光镜、聚光器、光圈、目镜和物镜等。

二、显微镜的使用

1. 显微镜的拿取

拿取显微镜时一手紧握镜臂，一手平托镜座，轻放，防止碰撞及零件脱落。

2. 显微镜的常规检查

使用前，应检查显微镜零件有无缺损、调节器是否灵敏、镜头有无污点等。如有问题应及时报告。

3. 显微镜的放置

显微镜一般放在左胸前的桌上，距桌沿 6～7cm。可将镜臂倾斜到适合自己操作和观察的角度，但注意不要过度倾斜，以免翻滚落地。使用液体装载的标本则需平放，不宜倾斜观察。

注意：课间休息离开座位时，应将显微镜竖直，并推向桌内，以免碰落。

4. 单目显微镜的观察姿势

操作者取端坐位，两眼同时睁开，左眼观察，左手调节螺旋，右手可移动标本或执笔绘图等。

5. 采光

操作者取端坐位，用低倍镜采光，注意打开光圈，升高聚光器，将反光镜对向光源，一边用左眼经目镜观察，一边转动反光镜，至视野光亮均匀。

注意：观察虫卵标本时，低倍镜下光线要稍暗，聚光器下调，光线太强不利于观察；转高倍镜后，适当升高聚光器，将光线调到合适亮度。

6. 观察玻片标本的规程

必须按照肉眼观察—低倍镜观察—高倍镜（或油镜）观察的顺序进行，不得违规操作。

（1）肉眼观察：拿起标本对光观察标本的大小、染色及大致的位置或分布情况，以免在显微镜下找不到目标。

（2）低倍镜观察：盖玻片向上，将玻片放置于载物台上，用压片夹固定玻片，调节推进器将标本置于通光孔中央。转动粗准焦螺旋，使物镜接近玻片，然后用左眼对着目镜观察，转动粗准焦螺旋，使物镜慢慢离开玻片，直到出现清晰图像。此时，应移动标本，观察玻片全貌。然后，再通过调节细准焦螺旋重点观察需仔细观察的结构。

（3）高倍镜观察：当细微的结构在低倍镜下不能完全分辨时，则换用高倍镜观察。但是，高倍镜放大的倍数越大，所观察到的面积就越小，且不如低倍镜下观察的清晰。故不能过度依赖高倍镜，应视实际情况决定是否需要使用高倍镜。

使用高倍镜观察时，需先在低倍镜下选择好需要放大的结构，并将其移至视野的中央，然后转换高倍镜。一般从低倍镜转至高倍镜时，只需稍稍调节细准焦螺旋即可使图像清晰。

如果标本在低倍镜下图像清晰，换高倍镜后重复几次调不出图像，则应检查玻片是否放反了或者高倍镜头上是否有污物。

（4）油镜观察：使用油镜时，应先在低倍镜下将所要观察的目标移至视野中央，聚光器升到最高以增强光亮度。在标本上滴一小滴镜油，从侧面仔细注视将油镜头缓缓转换过来并使镜头浸入镜油中，几乎与玻片相接触，但切勿使镜头直接碰压在玻片上，以免损坏镜头和标本。眼睛通过目镜观察时，应徐徐逆时针向上旋转细准焦螺旋，直至物象清晰为止。

如果看不到所需观察的目标，应将镜头换回低倍镜，检查目标是否在视野中央，再按上述步骤操作。如仍不能看到目标，应认真思考，检查产生这一情况的原因（常见原因是玻片放反了），并寻找解决的方法。自己确实无法解决时，再报告老师，以便帮助解决。

使用油镜时视野亮度增强，物象清晰，但是视野内观察到的标本面积比较小，一般很难整体地观察标本。

7. 显微镜的收整

显微镜使用完毕，首先应取下标本，然后把倾斜的显微镜竖直，将物镜偏到两旁，并将镜筒下降到最低处，合好推进尺，检查各部件是否完好无缺，一手紧握镜臂，一手平托镜座，小心平稳地将显微镜放回原处，并在显微镜使用登记本上记录使用情况。

如使用过油镜，在放回显微镜前必须清洗油镜头和玻片。用擦镜纸轻轻擦去镜头和玻片上的油滴，再换干净的擦镜纸滴二甲苯少许，擦净镜头和玻片，最后再换干净的擦镜纸擦拭，直至干净为止。擦拭过程中动作应轻，可以让浸有二甲苯的擦镜纸停留在镜头或玻片上约半分钟，以便让二甲苯尽量地溶解掉镜头和玻片上的镜油。

三、显微镜的维护

1. 爱护显微镜

显微镜属精密仪器，为提高其使用寿命，应加倍爱惜，轻拿轻放，避免碰撞，防止零件脱落，严禁擅自拆卸显微镜零件。

2. 光学部分被污染后的处理

显微镜光学部分被污染后，应用擦镜纸仔细擦净（如有必要还应用擦镜纸浸湿二甲苯后进行擦拭清理）。严禁用口吹，严禁用手、手帕或其他干纸擦拭，以免损伤镜头。

（马新博　陈倩倩）

第三节　常见标本的采集、固定与保存

人体寄生虫学实验所观察的标本可分为玻片标本、液浸标本、活体标本、干燥标本和大体病理标本等，理想的标本应具有造型美观、内容清晰、易于观察的特点，常见寄生虫标本的采集、固定与保存要点如下。

一、医学蠕虫

（一）成虫标本

可用驱虫药物自宿主的消化道驱出虫体，或解剖自然感染和人工接种感染的动物及尸体而获得虫体。如从宿主的消化道获取虫体，则将全部粪便收集于容器内，然后加水搅匀后，用直径 3mm 粗筛过滤，采集残留于筛上的寄生虫。小型寄生虫体多半通过筛孔而沉降于皿底，用沉淀法清洗数次后，将沉淀物放置于光亮处寻找寄生虫。如通过解剖动物获取虫体，则将获取的全部脏器放于白磁盘或玻璃皿中，盛水剪开肠管，收集附着于小肠壁的寄生虫。如是粗大的虫体极易发现，如是细小的虫体可在解剖镜

下检查。洗净虫体表面污物后，将其放入 5％甲醛或 75％乙醇固定液中，贴上标签，密封保存。

1. 吸虫

为了使活的吸虫虫体肌肉松弛，先将虫体放于半满的盛有 0.85％生理盐水的试管或瓶内振荡清洗，然后倾出液体，加入等量 0.85％～0.9％盐水和固定液的混合液，如需制作整体染色标本，应根据虫体的大小、厚薄，用玻片将虫体压平、压薄，然后用固定液进行固定。凡用含有升汞固定的标本会产生许多汞盐沉淀，沉积于组织内会影响之后的制片观察，故需用 0.5％碘乙醇(似葡萄酒色)浸泡 12 小时，以除去汞盐沉淀，再放入 70％乙醇中褪去碘的颜色，最后将虫体保存于 70％乙醇中。

2. 绦虫

绦虫往往头节深埋肠黏膜中，因此在解剖动物肠管发现绦虫时，为使采集的绦虫保持完整，在收集时应注意如下几点：①依肠壁的纵径剪开，见有绦虫时，将含有头节的肠壁连同其所附的整个虫体浸入自来水中数小时，每隔半小时换水一次，共换水 3～4 次。②自来水能使绦虫肌肉松弛，故浸入相当时间后，绦虫头节即自行与肠壁脱离，或较易从肠壁脱出。③头节脱出肠壁后，将整条绦虫仍置于自来水之中 1～2 小时，使其清净、肌肉松弛，以免虫体扭团成结，影响之后对成节、孕节的制片观察。④绦虫标本较长，最好用 10％甲醛生理盐水固定液固定保存。如要鉴定虫种，则需要制作染色玻片标本，须将虫体按厚、薄分段置于两玻板中加压或将虫体夹于两张载玻片中，玻片两端用橡皮筋绑紧，使虫体压平、压薄后放入 5％甲醛生理盐水固定液中 24～48 小时。在操作过程中切勿损坏虫体。

3. 线虫

线虫成虫水洗时间不宜过长，除去口腔内及交合伞上的附着物后，即将虫体放入加热至 60～70℃的热水或乙醇等固定液中固定，这样可获得伸直的虫体，待冷却后移于 70％～80％乙醇或巴氏液(3％甲醛生理盐水)中保存。

(二)幼虫标本

1. 绦虫幼虫(囊尾蚴)

将采得的囊尾蚴标本用生理盐水清洗干净，用拇指和食指将幼虫的头节轻轻挤向外翻，夹于两载玻片中，玻片两端用橡皮筋扎紧将其压平、压薄，浸于 10％甲醛液内固定 24～48 小时，最后从玻片上取下虫体保存在 10％甲醛生理盐水中。

2. 线虫幼虫(钩蚴)

先用玻管滤纸培养法或双重玻皿滤纸培养法收集感染期钩蚴，然后吸取大批钩蚴到沉淀管内，离心沉淀除去水分，加入 10％甲醛液固定保存。

(三)虫卵标本

1. 小型虫卵

取粪便 5～10g，放入小烧杯内，加少量清水，调匀，通过 80～100 目尼龙网筛过滤至含 500ml 清水量杯中，静置 30～40 分钟后，倾去上部浑浊液，再加水至 500ml，静置 30 分钟留沉淀物，再反复沉淀数次，直至上部的水澄清为止。弃去上清液，加 3％甲醛液与含虫卵沉淀粪渣混合固定 24 小时，然后再更换 5％甲醛生理盐水并加丙三醇数滴密封保存。

2. 大型虫卵

水洗沉淀方法基本同上，区别为换用 40～60 目尼龙网筛过滤粪液，每次换水后静置 15～25 分钟。固定保存方法同上。受精蛔虫卵和钩虫卵容易发育成胚胎，故固定时需用加热至 70℃的 10％甲醛进行处理，以阻止卵细胞继续发育。

二、医学原虫

1. 肠道原虫标本

在医院化验室收集患者粪便获得溶组织内阿米巴、结肠内阿米巴、蓝氏贾第鞭毛虫、人毛滴虫、结肠小袋纤毛虫等，立即制成涂片标本，用肖定氏固定液固定，再移至于 70％乙醇内保存，以备之后染色制片观察。

2. 腔道内原虫标本

（1）阴道毛滴虫：在妇产科门诊部采集标本，取阴道分泌物在玻片上涂成薄膜，在空气中晾干，用甲醇固定后，即可短期保存，如用吉氏染液染色 30～60 分钟，水洗晾干后即可长期保存。

（2）齿龈内阿米巴与口腔毛滴虫：可在牙科门诊采集标本，采集时用牙签或小尖镊子挑取牙龈周围污垢物质，加一小滴生理盐水和血清于载玻片中央调和均匀，使成一圆形薄膜，平置待尚未干燥而湿润时用肖定氏固定液固定，再移至 70％乙醇内保存，供后续染色制片。

3. 组织内原虫标本

（1）杜氏利什曼原虫：取骨髓穿刺液制成薄膜涂片，有时因取出的穿刺液较少，只好用穿刺针在载玻片上尽量涂抹均匀，在空气中晾干，用甲醇固定。如穿刺液很少，不易检出时，除经过培养增殖后进行诊断外，还可将待检患者的穿刺液接种于田鼠腹腔，1～2 个月后，取其肝、脾做涂片或印片检查，也可将肝、脾用研钵磨碎，加入适量生理盐水和血液稀释后，再涂制血片薄膜，待自然干燥后用甲醇固定。将以上用甲醇固定的涂片经吉氏染液染色后干燥保存即可。

（2）弓形虫：取急性期患者的体液、脑脊液，经离心沉淀后，取沉渣做涂片，干燥后用甲醇固定。当虫体较少时，可将待检体液或组织磨碎，加适量无菌生理盐水稀释或制成混悬液，注射于小白鼠腹腔内，经过 1～3 周，取腹腔渗出液或小白鼠肝、脾、脑磨碎制成厚膜涂片，待自然干燥后用甲醇固定。涂片经吉氏染液染色干燥后保存。

三、医学节肢动物标本

传播疟疾与利什曼病的蚊与白蛉等成虫通常用针插好晾干，存放于昆虫盒内保存，盒内应放樟脑块以防虫蛀。蚊、白蛉、蝇等昆虫的卵、幼虫和蛹，以及蚤、虱、臭虫、蜱、螨等的发育各期标本均应保存于70％乙醇溶液中。需要分离病原菌的昆虫常不做任何处理，收集于干净的试管或小瓶中保存。

（申海光　周　盛　黄明月）

第四节　实验报告的要求

（1）每次实验完毕，都应按照老师的布置认真完成实验报告。

（2）生物学绘图是人体寄生虫学实验报告的重要组成部分，也是本学科实验基本技能之一，同学们必须进行生物学绘图训练。

1）绘图前必须细致地观察标本的各项特征，一一认清后再准确绘制观察到的标本。绘图要准确客观，力求按镜下所见如实描绘，不得抄袭图谱或挂图。

2）用铅笔绘制线条图，以线条勾出轮廓，线条要清晰，粗细要均匀；阴影部分以点表示，不能涂成阴影；画面的大小、位置，各结构间的比例要适当；图内结构名称用水平直线引向图的两侧进行标注，不可用斜线、交叉线，注字应清晰、准确、规范；图面清洁、美观（图1-2）。

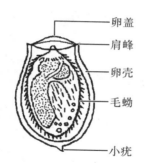

卵盖
肩峰
卵壳
毛蚴
小疣

图1-2　肝吸虫卵（生物学绘图示例）

3）图绘好后，在图的正下方注明图的名称、放大倍数等信息。

（3）在实验报告上注明实验名称和学生个人信息（包括班级、姓名、学号等），按时交给老师批阅。

（邓　琦）

第二章　医学蠕虫

第一节　线虫纲

一、似蚓蛔线虫

似蚓蛔线虫简称蛔虫，是人体最常见的寄生虫之一。成虫寄生于小肠，可引起蛔虫病。

【实验目的】

(1)掌握蛔虫受精卵和未受精卵的形态特征。

(2)熟悉蛔虫成虫的形态特征。

(3)了解蛔虫寄生于人或动物的病理现象。

【标本与器材】

(1)显微镜。

(2)蛔虫受精卵、未受精卵封片标本，感染期蛔虫卵封片标本，蛔虫唇瓣封片标本，蛔虫成虫横切面染色玻片标本。

(3)雌、雄蛔虫成虫液浸标本，雌、雄蛔虫成虫解剖标本，蛔虫钻入脏器的病理标本。

【实验内容】

(一)自学

低倍镜下认识蛔虫卵的大小、形状、颜色，高倍镜下仔细观察受精和未受精蛔虫卵的结构并比较其外形和内含物。

1. 受精蛔虫卵封片标本

受精蛔虫卵呈宽椭圆形，大小为$(45\sim75)\mu m\times(35\sim50)\mu m$。受精蛔虫卵的最外层为凹凸不平似波浪状的蛋白质膜(如脱落则呈光滑状)，常被胆汁染成棕黄色，内层为厚而无色透明的卵壳。卵壳内有1个大而圆的卵细胞，与卵壳间有新月形空隙(图2-1)。

2. 未受精蛔虫卵封片标本

未受精蛔虫卵多为长椭圆形，少数外形不整齐(因附有蛋白质膜)，大小为$(88\sim$

94)μm×(39～44)μm。未受精蛔虫卵的蛋白质膜与卵壳均较受精蛔虫卵薄。未受精蛔虫卵的卵壳内充满大小不等的折光性颗粒(图2-2)。

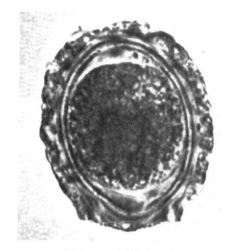

图2-1　受精蛔虫卵

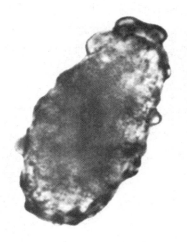

图2-2　未受精蛔虫卵

(二)示教

1. 感染期蛔虫卵封片标本

将受精蛔虫卵经人工培养至感染期后，制成封片标本，置显微镜下观察。

感染期蛔虫卵与受精蛔虫卵结构相似，不同点在于感染期蛔虫卵卵壳内不是卵细胞，而是一条卷曲呈线状的幼虫。感染期蛔虫卵在被粪便污染的土壤或蔬菜中均可查见(图2-3)。

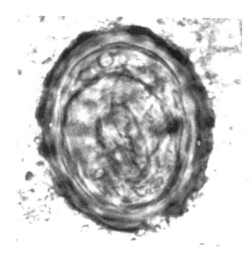

图2-3　感染期蛔虫卵

2. 蛔虫成虫液浸标本

蛔虫成虫标本系从人体驱虫所得，保存于5%甲醛溶液中。可用肉眼或借助放大镜观察其大体形态。

蛔虫是寄生于人体的肠道线虫中体型最大者。蛔虫的成虫为长圆柱形，状似蚯蚓，平均长度为 13～35cm。活的蛔虫呈肉红色，经甲醛溶液固定后呈灰白色或淡黄色。蛔虫的虫体两端略尖，头端有唇瓣 3 片。体表光滑，仔细观察可见有细环纹，并有两条颜色较深、从前向后走行的纵线，为成虫的侧索。

蛔虫为雌雄异体，雌虫较粗大，尾端尖直；雄虫较细小，尾端钝圆向腹面弯曲。

3. 蛔虫唇瓣封片标本

显微镜下观察，虫体顶端的口孔周围有 3 个呈"品"字形排列的唇瓣。其中，背唇瓣 1 个，较大，呈宽椭圆形；亚腹唇瓣 2 个，略小，呈卵圆形。唇瓣内缘有细齿，侧缘各有小乳突 1 对（图 2-4）。

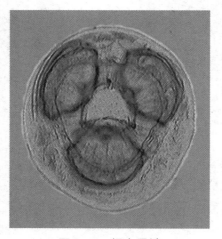

图 2-4 蛔虫唇瓣

4. 蛔虫成虫解剖标本

肉眼观察蛔虫成虫体内的消化器官和生殖器官。

（1）消化器官：蛔虫虫体正中纵行的粗大管状结构即为消化器官。蛔虫的消化道由口孔、口腔、咽管、中肠、直肠和肛门组成。在标本中所见的部分主要为蛔虫的中肠。

（2）生殖器官：雌性蛔虫的生殖器官为双管型，是极为发达的，呈细长盘曲的管状结构，盘绕在虫体的后 2/3 部分，在蛔虫的标本中所见的管状结构末端最细部分为卵巢，依次膨大的为输卵管、子宫，子宫内充满虫卵，两支子宫分支末端汇合成阴道，由阴门通向体外。雄性蛔虫的生殖器官为单管型，由睾丸、输精管、贮精囊、射精管组成，射精管最后入泄殖腔，有交合刺 1 对。

5. 蛔虫横切面染色玻片标本

在低倍镜下观察其内部结构及肌型。蛔虫横切面呈圆形，最外面的透明层为角皮层，其内为由合胞体组成的皮下层，此层在虫体背面、腹面及两侧面的中央，它们均向内增厚、突出，形成 4 条纵索，分别称为背索、腹索和侧索（2 条）。背索和腹索较小，内有纵行的神经干；侧索较粗大，内有排泄管通过。在蛔虫的皮下层内，为由肌细胞组成的纵肌层，蛔虫的肌细胞多，且细胞体突入原体腔明显，属多肌型。以上 3

层构成蛔虫的体壁。体壁与消化道之间为蛔虫的原体腔。在该标本中，可见蛔虫肠的横切面，肠壁由单层柱状上皮细胞构成，在原体腔内，还可见到许多呈圆形的卵巢、输卵管和子宫的切面。另外，输卵管较卵巢粗大，其中央有小腔，仔细观察可见小腔内有纤毛，而卵巢则无。雌性蛔虫的子宫管腔内许多虫卵。

6．蛔虫钻入肝脏的病理标本

肉眼观察蛔虫钻入肝脏的病理标本，加深了解蛔虫对人体的危害。

【注意事项】

(1)无论受精蛔虫卵或未受精蛔虫卵，其蛋白质膜均有可能脱落。此时，蛔虫卵无色透明，卵壳光滑，易与其他虫卵混淆，但根据其卵壳厚薄、卵内结构等特征，仍可对其加以区别。

(2)肉眼观察蛔虫的生殖器官各部分均可见，但分界不甚明显。

【实验报告】

(1)绘蛔虫受精卵、未受精卵图。

(2)列表比较蛔虫受精卵和未受精卵的特点。

二、十二指肠钩口线虫和美洲板口线虫

寄生于人体的钩虫主要有十二指肠钩口线虫(简称十二指肠钩虫)、美洲板口线虫(简称美洲钩虫)。钩虫成虫寄生于小肠内，以血液为食，可造成人体慢性失血，引起钩虫病。

【实验目的】

(1)掌握钩虫卵的形态特征。

(2)熟悉钩虫成虫的形态特征。

(3)了解钩虫寄生于人或动物的病理现象。

【标本与器材】

(1)显微镜、滴管、载玻片、盖玻片、镊子、乳胶手套。

(2)钩虫卵封片标本，十二指肠钩虫和美洲钩虫成虫染色玻片标本。

(3)雌、雄十二指肠钩虫成虫液浸标本，雌、雄美洲钩虫成虫液浸标本，钩虫咬附肠黏膜病理标本。

(4)钩虫丝状蚴培养液。

【实验内容】

(一)自学

低倍镜下观察钩虫卵的大小、外形、颜色、卵壳与内含物间的空隙，高倍镜下注意观察卵壳和内含物。

仔细观察钩虫卵封片标本，可见钩虫卵呈椭圆形，大小为$(56\sim76)\mu m \times (36\sim40)\mu m$。其卵壳薄，呈无色透明状。新鲜粪便中的钩虫卵卵壳内多含 2～4 个细胞，细胞与卵壳之间有明显的间隙(图 2-5)。若粪便放置时间较长，则其卵壳内的细胞数可因细胞分裂而增多，但上述间隙始终存在，只是略小一些。

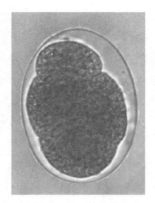

图 2-5　钩虫卵

(二)示教

1. 十二指肠钩虫和美洲钩虫成虫液浸标本

肉眼观察两种钩虫成虫的大小、外形，区别其雌雄，根据体态鉴别两种钩虫。

两种钩虫虫体均细长，长约 1cm，活的钩虫为淡红色，呈半透明状，死后经固定呈灰白色。其雌虫较大，尾端尖细；雄虫略小，尾端膨大呈伞状。

两种钩虫的成虫固定后的体形不同，可作为初步鉴别虫种的依据。两种钩虫头端均较细，向背侧仰曲，形成颈弯。十二指肠钩虫的体部和尾部均向背侧弯曲，外形略似"C"形；而美洲钩虫的体部和尾部弯曲方向与颈弯方向相反，外形略似"S"形。十二指肠钩虫较美洲钩虫略为粗壮。

2. 十二指肠钩虫和美洲钩虫成虫染色玻片标本

(1)口囊：口囊位于虫体顶端，呈圆形或卵圆形，由坚韧的角质构成。钩虫的口囊发达，观察时注意口囊的"景深"，体会口囊对外张开的立体概念。因为钩虫头部向背侧仰曲，所以口囊上缘为腹侧。着重观察口囊腹侧切器的形态和数目，以鉴别虫种：十二指肠钩虫口囊腹侧缘有 2 对三角形钩齿(图 2-6)，美洲钩虫则为 1 对半月形板齿(图 2-7)。

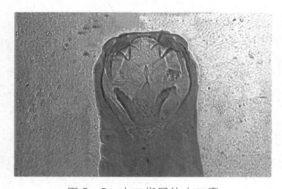

图 2-6　十二指肠钩虫口囊

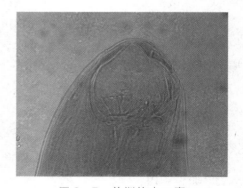

图 2-7　美洲钩虫口囊

(2)交合伞：交合伞系由雄虫尾端角皮延伸膨大而形成，内有若干肌性指状辐肋支撑。交合伞撑开时，从顶面观察，外观略呈圆形者为十二指肠钩虫(图 2-8)，略呈扇形者为美洲钩虫(图 2-9)。

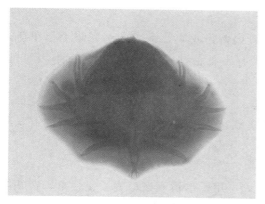
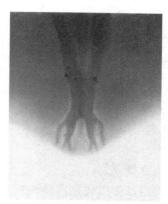

图2-8 十二指肠钩虫交合伞

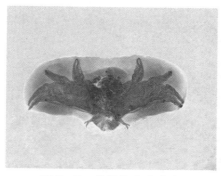

图2-9 美洲钩虫交合伞

1)背辐肋：辐肋包括背辐肋、侧辐肋和腹辐肋等，其中背辐肋的分支特点是虫种鉴别的重要依据之一。十二指肠钩虫的背辐肋远端分为2支，每支又分为3小支；美洲钩虫背辐肋由基部分为2支，每支又分为2小支。

2)交合刺：交合刺有2根，呈细长鬃毛状，黄褐色，基部略粗钝，末端尖细，自肠管背面的交合刺鞘向体外伸出。交合刺末端形状是进行虫种分类的重要依据之一。十二指肠钩虫的两交合刺末端分开（图2-10），美洲钩虫一交合刺末端呈倒钩状，与另一刺末端相并，包于膜内（图2-11）。

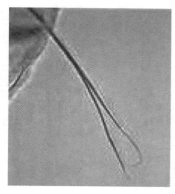
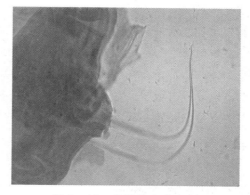

图2-10 十二指肠钩虫交合刺   图2-11 美洲钩虫交合刺

3. 钩虫咬附肠黏膜病理标本

肉眼观察该标本,可见犬钩虫以口囊内钩齿咬附在宿主肠壁黏膜上。在新鲜标本或自然颜色保存标本中,可见虫体咬附处有出血点或片状出血,固定标本因经过脱色,则不易观察清楚。

4. 钩虫丝状蚴活标本

取人工培养的钩虫丝状蚴培养液置于载玻片上制作成标本,在高倍镜下观察其活动情况。

【注意事项】

(1)通过体态鉴别两种钩虫不准确时,可用低倍镜观察口囊、交合伞、背辐肋、交合刺,对它们做进一步鉴别。

(2)制作钩虫丝状蚴活标本时,注意切勿与钩虫丝状蚴培养液接触,防止被自由生活的虫体感染。

【实验报告】

绘钩虫卵图。

三、蠕形住肠线虫

蠕形住肠线虫简称蛲虫。其成虫主要寄生于人体回盲部,引起蛲虫病。

【实验目的】

(1)掌握蛲虫卵的形态特征。

(2)熟悉蛲虫成虫的形态特征。

【标本与器材】

(1)显微镜。

(2)蛲虫卵封片标本,雌蛲虫染色玻片标本。

(3)雌、雄蛲虫成虫液浸标本。

【实验内容】

(一)自学

低倍镜下观察蛲虫卵的大小、外形、颜色,高倍镜下注意观察其不对称的外形和内含物。

观察蛲虫卵封片标本,可见蛲虫卵两侧不对称,一侧扁平,一侧稍凸,略似"D"字形,立体结构为近似椭圆形的不等面三棱柱,大小为 $(50\sim60)\mu m \times (20\sim30)\mu m$(图2-12)。蛲虫卵的卵壳无色透明,较厚,由脂层、壳质层和蛋白质膜组成。蛲虫卵自雌虫排出时,部分卵胚已发育至蝌蚪期,卵壳内含一卷曲幼虫。

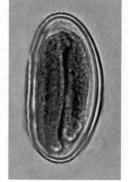

图2-12 蛲虫卵

(二)示教

1. 蛲虫成虫液浸标本

肉眼观察雌、雄蛲虫成虫的大小、外形及尾端的特征。蛲虫成虫虫体细小，呈乳白色。蛲虫雌虫长约为 1cm，尾端尖直，由虫体后 1/3 开始逐渐变尖细似针状；雄虫较雌虫小，长仅为 2～5mm，尾端向腹面卷曲，常呈"6"字形。

2. 雌蛲虫染色玻片标本

雌蛲虫染色玻片标本系用卡红染液染成红色的虫体，再经透明处理，用树胶封片而成。在低倍镜下观察其下列结构。

(1)头翼：为虫体前端两侧的角皮膨大形成的透明泡状结构。

(2)咽管与咽管球：虫体前端向后延伸的管状结构。染色较深处为咽管，其后连接的球形膨大物为咽管球。

(3)子宫：充塞于虫体，其内含有许多虫卵。

(4)阴道：开口于体前 1/3 腹侧正中线上。由于封片时虫体的位置关系，阴道口常出现在虫体的一侧。

【注意事项】

由于蛲虫卵无色透明，显微镜下观察时视野光线宜暗。

【实验报告】

(1)如何区别钩虫成虫和雌性蛲虫成虫？

(2)绘蛲虫卵图。

四、毛首鞭形线虫

毛首鞭形线虫简称鞭虫。其成虫主要寄生于人体盲肠，引起鞭虫病。

【实验目的】

(1)掌握鞭虫卵的形态特征。

(2)熟悉鞭虫成虫的形态特征。

(3)了解鞭虫寄生于人或动物的病理现象。

【标本与器材】

(1)显微镜。

(2)鞭虫卵封片标本。

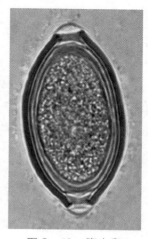

(3)雌、雄鞭虫成虫液浸标本，鞭虫成虫寄生于盲肠的病理标本。

【实验内容】

(一)自学

低倍镜下观察鞭虫卵的大小、外形、颜色，高倍镜下注意观察虫卵两端的透明栓。

仔细观察鞭虫卵封片标本，可见鞭虫卵呈纺锤形，大小为 $(50～54)\mu m \times (22～23)\mu m$，黄褐色。其卵壳较厚，两端各有一个透明栓，为透明塞状突起。卵壳内含有一个未分裂的卵细胞(图 2-13)。

图 2-13 鞭虫卵

（二）示教

1. 鞭虫成虫液浸标本

肉眼观察该标本，鞭虫的成虫前部细长，后部较粗，全虫外形似马鞭。活的鞭虫呈肉红色，经固定后为灰白色。雌虫长35～50mm，尾端钝圆；雄虫长30～45mm，尾端向腹面呈环状卷曲。

2. 鞭虫成虫寄生于盲肠的病理标本

肉眼仔细观察鞭虫成虫寄生于盲肠的病理标本，可见鞭虫细线状的前端插入肠壁，后端粗大部分悬于肠腔中。

【注意事项】

注意区别鞭虫卵两端的透明栓与受精蛔虫卵的卵壳和卵细胞间的新月形空隙。

【实验报告】

绘鞭虫卵图。

五、旋毛形线虫

旋毛形线虫简称旋毛虫，既可寄生于多种动物体内，也可寄生于人体内引起旋毛虫病。

【实验目的】

了解旋毛虫囊包及其成虫的形态特征。

【标本与器材】

（1）显微镜。

（2）旋毛虫囊包染色标本，旋毛虫雌虫染色玻片标本。

【实验内容】

（一）自学

观察旋毛形线虫幼虫囊包醋酸洋红染色的肌肉压片标本。低倍镜下在肌组织纤维间寻找梭形的幼虫囊包。该囊包大小为$(0.25～0.5)mm×(0.21～0.42)mm$，其长轴与肌纤维平行，幼虫盘曲于囊内。一个囊包内常含1～2条幼虫，也可多达6～7条（图2-14）。

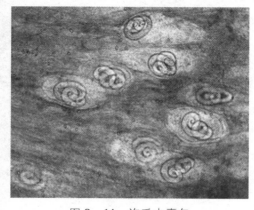

图2-14 旋毛虫囊包

（二）示教

观察旋毛形线虫雌虫染色玻片标本。标本系用胭脂红染色制成。旋毛形线虫的成虫细小，后端稍粗。雌虫大小为（3～4）mm×0.06mm，雄虫较雌虫为小。旋毛形线虫成虫的咽管总长度占虫体长的1/3～1/2，咽管起始部为毛细管状，中段略为膨大，后段又变为毛细管状。在后段咽管的背侧有一列由圆盘状的杆细胞组成的杆状体。旋毛形线虫雌虫的尾端钝圆，阴门开口于虫体前端的1/5处。子宫内充满虫卵，愈近前端者发育愈成熟，在阴门附近已有逐渐发育成熟的旋毛形线虫幼虫。

【注意事项】

随感染旋毛形线虫时间的增长，囊包逐渐钙化，使虫体不易看清楚。

【实验报告】

简述旋毛虫与其他线虫的生活史主要有哪些不同？

附：旋毛形线虫的肌肉压片制作法

剪取米粒大小的感染旋毛形线虫的猪肉，或取实验大白鼠的肌肉（膈肌较好）一小块，置于两张载玻片间，用手轻轻压制成片，即可置于低倍镜下观察。

肌肉压片法常用于以下三种情况。

1. 用于肉类卫生检查工作

肉类卫生检查通常取猪体的膈肌24小块，并列于两张载玻片内压薄，然后用低倍镜检查。如果在24小时内发现旋毛形线虫幼虫囊包，则该猪肉不可供食用。

2. 用于病原学诊断

病原学诊断中多取患者腓肠肌或肱二头肌近肌腱处的组织进行压片镜检。但在旋毛形线虫感染较轻的患者及病程的早期，旋毛形线虫均不易查见。

3. 用于辅助诊断

可将患者吃剩的可疑猪肉或野生动物的肌肉制作成压片后进行镜检，以辅助临床诊断。

注意：操作完毕，全部器械应煮沸消毒，用流水充分洗手，实验动物或可疑肌组织煮沸消毒后深埋或焚烧。

六、班氏微丝蚴与马来微丝蚴

丝虫是一类由吸血节肢动物传播的寄生性线虫。寄生人体的丝虫已知有8种，我国仅有班氏吴策线虫（班氏丝虫）、马来布鲁线虫（马来丝虫），其成虫寄生于淋巴系统，可引起丝虫病，曾是我国重点防治的寄生虫病之一。

【实验目的】

（1）熟悉两种丝虫成虫的形态特征。

（2）了解两种丝虫微丝蚴的形态特征，丝虫寄生于人或动物的病理现象。

【标本与器材】

（1）显微镜、香柏油、擦镜纸、二甲苯溶液。

（2）班氏微丝蚴、马来微丝蚴染色标本。

（3）丝虫成虫液浸标本，感染期丝虫幼虫（丝状蚴）自蚊口器逸出标本，丝虫成虫寄生于动物脏器的标本。

【实验内容】

（一）自学

在夜间取丝虫病患者的外周血制成厚血膜，干燥后经溶血、固定，用苏木素染色法染色。此时，微丝蚴的体核被染成深蓝色或深紫色，鞘膜被染成浅蓝色或淡红色。

观察时，先用低倍镜寻找，在许多蓝色点状物（白细胞）间，如发现有边缘光滑整齐、呈蓝色的线状虫体，即可疑为微丝蚴，然后再换用高倍镜或油镜进行观察。

微丝蚴的虫体细长，呈线形，前端钝圆，后端尖细。其体表外披有鞘膜（有时可脱落），此膜紧紧包裹虫体，在头尾两端较虫体为长而伸出。微丝蚴虫体头端的无核区为头间隙，虫体内充满蓝色的体核。观察微丝蚴虫体的体态，头间隙的长宽比例，体核的形状、大小和排列，尾端有无尾核等，可以确定微丝蚴的种类。

1. 班氏微丝蚴

班氏微丝蚴大小为（244～296）μm×（5.3～7.0）μm，体态柔和，弯曲自然，无小弯。班氏微丝蚴的头间隙较短，长宽比例约为1:1或1:2。其体核呈圆形或椭圆形，各核分开，排列整齐，清晰可数。班氏微丝蚴的尾端无尾核（图2-15）。

2. 马来微丝蚴

马来微丝蚴大小为（177～230）μm×（5～6）μm，虫体弯曲僵硬，大弯上有小弯。马来微丝蚴头间隙较长，长宽比例约为2:1。其体核形状不规则，大小不等，排列紧密，常互相重叠，不易分清。马来微丝蚴的尾端有2个尾核，前后排列，尾核处角皮略膨大（图2-16）。

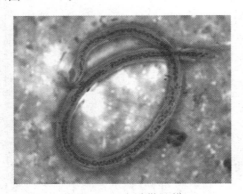

图2-15 班氏微丝蚴

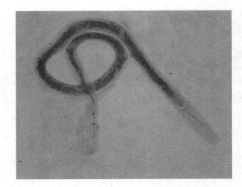

图2-16 马来微丝蚴

（二）示教

1. 丝虫成虫液浸标本

自患者的淋巴系统或实验动物（长爪沙鼠）体内可取得丝虫成虫，并将其保存于5%甲醛溶液中。丝虫成虫呈乳白色，丝状，长为1.4～10.5cm（班氏丝虫较马来丝虫长），体表光滑，两端钝圆。丝虫中雌虫较粗长，尾端略向腹面弯曲；雄虫较细短，尾端向腹面卷曲半圈至数圈。

2. **感染期丝虫幼虫(丝状蚴)自蚊口器逸出标本**

丝虫感染期幼虫离开蚊的胸肌，进入血腔，大多到达蚊下唇。感染期丝虫幼虫可从蚊下唇逸出，经伤口或正常皮肤侵入人体。实验用丝虫感染期幼虫标本是雌蚊头部，可见蚊下唇内淡黄色或无色透明的丝虫感染期幼虫。

3. **丝虫成虫寄生于心脏的病理标本**

肉眼观察丝虫成虫寄生于兔心脏的病理标本，加深了解丝虫对人体的危害。

4. **中间宿主**

(1)淡色库蚊为班氏丝虫的主要媒介。

(2)中华按蚊是马来丝虫的主要媒介。

以上两种蚊的形态特征可参见第四章第一节。

【注意事项】

使用油镜观察完毕，务必擦净油镜头和玻片上的镜油。

【实验报告】

两种微丝蚴的主要区别是什么？

（刘　云）

第二节　吸虫纲

一、华支睾吸虫

华支睾吸虫俗称肝吸虫，寄生于人体肝胆管内，引起华支睾吸虫病，亦称肝吸虫病。

【实验目的】

(1)掌握肝吸虫卵的形态特征。

(2)熟悉肝吸虫成虫的形态特征。

(3)了解肝吸虫的中间宿主和寄生于人或动物的病理现象。

【标本与器材】

(1)显微镜。

(2)肝吸虫卵、成虫玻片标本，肝吸虫寄生于胆管组织病理切片标本。

(3)肝吸虫成虫液浸标本，肝吸虫寄生于肝胆管病理标本，豆螺、沼螺干燥标本，麦穗鱼、河虾液浸标本。

【实验内容】

(一)自学

1. **肝吸虫卵甘油明胶封片标本**

华支睾吸虫的虫卵甚小，是人体常见寄生吸虫卵中最小的一种，大小为$(27\sim35)\mu m\times(12\sim20)\mu m$。肝吸虫的虫卵形似芝麻，呈黄褐色。其卵壳均匀，较厚。肝吸虫卵的前端较窄，有明显凸形卵盖，卵盖周围卵壳增厚略凸出形成肩峰；后端钝圆，有一结节样小疣。其卵内含幼虫毛蚴(图2-17)。

2. 肝吸虫成虫染色玻片标本

肝吸虫成虫的虫体扁平,似"葵花子"状,前端较窄,后端钝圆。大小为(10～25)mm×(3～5)mm。肝吸虫成虫的口吸盘略大于腹吸盘,前者位于虫体前端,后者位于虫体前1/5处,均由放射状肌纤维构成(图2-18)。

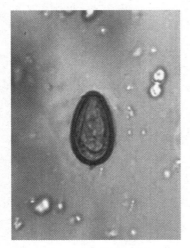
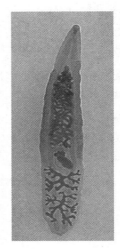

图2-17　肝吸虫卵　　　　　　图2-18　肝吸虫成虫

(1)消化道:肝吸虫成虫的消化道包括口、咽、食道和肠。其口位于口吸盘中央,可见球形的肌质咽,食道较短,其后连接肠。肝吸虫成虫的肠分为左右两支,沿虫体两侧延伸达后端,不汇合,末端为盲端,无肛孔通向体外。

(2)雄性生殖器官:肝吸虫的雄性生殖器官包括睾丸1对,前后排列于虫体后1/3处,睾丸大而分支较多。每一睾丸发出一条输出管,向前约在体中部汇合成输精管,通向储精囊经射精管开口于腹吸盘前缘的生殖腔。

(3)雌性生殖器官:肝吸虫的雌性生殖器官包括卵巢1个,位于虫体中1/3和后1/3交界处,较小,分叶;子宫染为棕黄色,内含虫卵,弯曲盘绕向前,开口于生殖腔;椭圆形受精囊位于卵巢之后,着色明显。卵巢一侧即为卵模及梅氏腺的位置。在虫体两侧腹吸盘与受精囊水平位置间,可见颗粒状卵黄腺。

(4)排泄器官:肝吸虫虫体后1/3中间,有一略弯曲透明处,即为排泄囊位置,其末端有排泄孔通向体外。

(二)示教

1. 肝吸虫成虫液浸标本

肝吸虫成虫经浸制固定后呈乳白色,体扁平,半透明,透过体壁可见子宫、受精囊、睾丸等结构。

2. 肝吸虫的中间宿主

(1)第一中间宿主:肝吸虫的第一中间宿主为淡水螺(纹沼螺、赤豆螺、长角涵螺)。

(2)第二中间宿主:肝吸虫的第二中间宿主为淡水鱼(麦穗鱼)、虾。

3. 肝吸虫成虫寄生于家兔肝胆管内的病理标本

在家兔肝切面可见寄生有虫体的胆管，其内壁增厚、管腔变窄，管内可见阻塞的成虫。

4. 肝吸虫寄生于胆管的组织病理切片标本

在同一胆管组织的病理切片上可见几条成虫的切面，依所切胆管组织部位的不同，分别可观察到肝吸虫的吸盘、消化管（肠支）、子宫（内含虫卵）、卵巢、卵黄腺及睾丸等结构。肝吸虫的体壁与器官间为网状实质组织。

【注意事项】

肝吸虫卵个体较小，容易被忽略，需要耐心、仔细地观察。

【实验报告】

绘肝吸虫卵形态图。

附：解剖并观察受肝吸虫感染的家兔的具体操作步骤

处死家兔，将其绑于解剖板上，进行解剖。剖开家兔腹腔后，用解剖刀切开肝脏，用手轻轻挤压，再用镊子取出肝吸虫虫体放入盛有生理盐水的培养皿中，肉眼观察活的肝吸虫的外形，或用低倍镜观察其内部结构。同时，观察家兔的肝胆管病变情况。

附：家兔感染肝吸虫的操作过程

自肝吸虫流行区采集麦穗鱼，取米粒大小的肌肉压片，低倍镜下检查有无肝吸虫囊蚴。肝吸虫囊蚴呈椭圆形，大小约为 0.138mm×0.15mm，囊壁较厚而光滑，分为两层，囊内有一幼虫，若标本压得较好，则可见幼虫的两个吸盘和排泄囊（囊内含黑褐色颗粒）。注意将肝吸虫的囊蚴与其他吸虫囊蚴相区别。将感染有肝吸虫囊蚴的麦穗鱼肉，用含胃蛋白酶的消化液消化后，可获取纯净的肝吸虫囊蚴，将其适量喂饲家兔。家兔感染肝吸虫 1 个月后，可在粪便中获取虫卵。对至少感染 1 个月后的家兔进行解剖才有价值。

二、卫氏并殖吸虫与斯氏狸殖吸虫

并殖吸虫广泛分布于亚洲、非洲及美洲的 25 个国家和地区，虫种近 50 种。由并殖吸虫引起的疾病，统称为并殖吸虫病。我国重要的人体并殖吸虫有卫氏并殖吸虫和斯氏狸殖吸虫两种。由于卫氏并殖吸虫寄生于人和哺乳动物的肺脏引起肺部病变，又称肺吸虫。

【实验目的】

(1)掌握肺吸虫卵的形态特征。

(2)熟悉肺吸虫成虫的形态特征。

(3)了解肺吸虫的中间宿主和寄生于人或动物的病理现象。

【标本与器材】

(1)显微镜。

(2)卫氏并殖吸虫卵标本，两种肺吸虫成虫染色标本，卫氏并殖吸虫囊蚴玻片标本，卫氏并殖吸虫成虫寄生于犬肺组织病理切片标本。

(3)斯氏狸殖吸虫成虫浸制标本，卫氏并殖吸虫成虫寄生于犬肺脏的病理标本，川卷螺、溪蟹干燥标本，蝲蛄液浸标本。

【实验内容】

(一)自学

1. 卫氏并殖吸虫卵甘油明胶封片标本

卫氏并殖吸虫卵的平均大小为$(80\sim118)\mu m\times(48\sim60)\mu m$，呈金黄色，椭圆形但不对称。卫氏并殖吸虫卵有一较大卵盖，且常倾斜，近卵盖一端较宽，卵壳较薄，常厚薄不均，与卵盖相对一端卵壳略厚。卫氏并殖吸虫卵内含1个卵细胞及10余个卵黄细胞，这些细胞与卵壳间有不等的间隙(图2-19)。

2. 斯氏狸殖吸虫成虫染色玻片标本

斯氏狸殖吸虫成虫的虫体较窄长，两端较尖，似梭形，大小为$(3.5\sim6.0)mm\times(11.0\sim18.5)mm$，宽与长的比例为$1:(2.4\sim3.2)$。斯氏狸殖吸虫成虫虫体最宽处约位于腹吸盘水平位置(虫体前约1/3处)，腹吸盘略大于口吸盘(图2-20)。

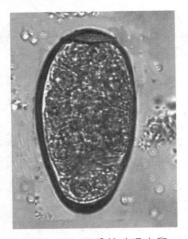
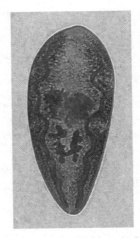

图2-19　卫氏并殖吸虫卵　　　　图2-20　斯氏狸殖吸虫成虫

(1)消化道：斯氏狸殖吸虫成虫虫体前端咽、食道、肠支不甚清晰，后端可见两侧弯曲延伸的肠支，无肛孔。

(2)雄性生殖器官：斯氏狸殖吸虫成虫的雄性生殖器官有睾丸1对，左右各一个分布于虫体后1/3略前处，分支细而多。

(3)雌性生殖器官：斯氏狸殖吸虫成虫的雌性生殖器官有卵巢1个，位于虫体腹吸盘后方一侧，嗜染红色，分支状，分支细而多，呈珊瑚状。其子宫可被染为棕黄色，内含虫卵，呈袋状盘绕，位于与卵巢相对的一侧，卵黄腺位于虫体两侧。

(4)排泄器官：斯氏狸殖吸虫成虫的虫体后端中央透明区，即为其排泄囊的位置，末端有排泄孔通向体外。

(二)示教

1. 卫氏并殖吸虫成虫染色玻片标本

低倍镜下观察卫氏并殖吸虫成虫染色玻片标本(图2-21)，与斯氏狸殖吸虫的大体相似，其不同之处在于：卫氏并殖吸虫成虫虫体呈椭圆形，腹吸盘位于虫体 1/2 的中横线腹面处。其口、腹吸盘的大小大致相同，卵巢与睾丸的分支均呈指状，分支粗而少。

2. 卫氏并殖吸虫囊蚴玻片标本

低倍镜下观察卫氏并殖吸虫囊蚴玻片标本（图 2-22），可见囊蚴呈球形，直径为 $300\sim400\mu m$，外周淡黄色层为囊壁，光滑，分为两层。囊壁的外壁较薄，内壁较厚。囊蚴囊内为幼虫，虫体两侧分布有不规则弯曲、略透明的肠支，中央嗜染较深，有细颗粒物的即为排泄囊。囊蚴的口、腹吸盘呈圆形，分布有呈放射状的肌纤维。

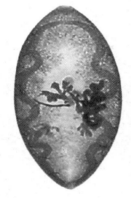 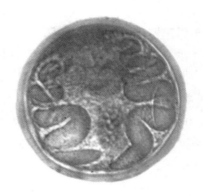

图 2-21 卫氏并殖吸虫成虫 　　　　图 2-22 卫氏并殖吸虫囊蚴

3. 斯氏狸殖吸虫成虫浸制标本

斯氏狸殖吸虫成虫浸制标本经固定后的虫体呈灰白色，透过体壁可见内部一些结构。

4. 卫氏并殖吸虫成虫寄生于犬肺脏的病理标本

观察卫氏并殖吸虫成虫寄生于犬肺脏的病理标本时，应注意观察犬肺脏表面大小不等的囊肿包块及肺脏病变。

5. 卫氏并殖吸虫成虫寄生于犬肺组织病理切片标本

观察卫氏并殖吸虫成虫寄生于犬肺组织病理切片标本，可见虫体周围囊肿壁上有大量炎性细胞浸润及纤维组织增生。卫氏并殖吸虫囊内一般可见两个虫体的切面，虫体最外层为体壁（有时可见体棘），在体壁内实质组织中，依其所切的平面不同，分别可见肠管、子宫（内含虫卵）、卵巢、卵黄腺或睾丸，有时可见吸盘等结构。卫氏并殖吸虫虫体中的空白部位，即为排泄囊。

6. 卫氏并殖吸虫的中间宿主

（1）第一中间宿主：卫氏并殖吸虫的第一中间宿主为川卷螺。

（2）第二中间宿主：卫氏并殖吸虫的第二中间宿主为溪蟹、蝲蛄。

【注意事项】

注意区分两种并殖吸虫的成虫形态。

【实验报告】

绘卫氏并殖吸虫卵形态图。

三、布氏姜片吸虫

布氏姜片吸虫简称姜片虫，寄生于人体小肠，引起姜片虫病。

【实验目的】

(1)掌握姜片虫成虫的形态特征。

(2)熟悉姜片虫卵的形态特征。

(3)了解姜片虫的中间宿主和植物媒介。

【标本与器材】

(1)显微镜。

(2)姜片吸虫卵、成虫玻片标本。

(3)姜片虫成虫液浸标本，扁卷螺干燥标本，水红菱、荸荠等液浸标本。

【实验内容】

(一)自学

布氏姜片吸虫卵标本，低倍镜下观察其大小、外形，高倍镜下观察其结构。布氏姜片吸虫卵为寄生于人体的吸虫卵中的最大者，呈长椭圆形，大小为$(130\sim140)\mu m$ $\times(80\sim85)\mu m$，淡黄色，卵壳薄且均匀，卵盖较小，位于稍宽的一端，常不明显。布氏姜片吸虫卵内含1个卵细胞及数十个卵黄细胞，细胞与卵壳间多无空隙(图2-23)。

(二)示教

1. 布氏姜片吸虫成虫染色玻片标本

布氏姜片吸虫成虫虫体前端稍尖，后端钝圆，口吸盘小，腹吸盘大，腹吸盘大小是口吸盘的$4\sim5$倍，腹吸盘的肌肉发达，呈漏斗状，且距离口吸盘很近(图2-24)。

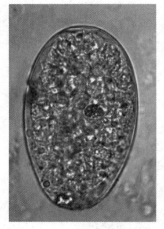

图2-23 布氏姜片吸虫卵

布氏姜片吸虫成虫消化道有口、咽、食道和两肠支。布氏姜片吸虫成虫的咽部呈圆球形，食道短，肠管在腹吸盘前分支处沿虫体的两侧延伸到后端，且多弯曲。布氏姜片吸虫成虫有2个睾丸，前后排列于虫体后端，高度分支，呈珊瑚状。紧靠腹吸盘下方可见嗜染较深的长袋状阴茎袋。布氏姜片吸虫成虫有1个卵巢，位于虫体中横线之前略偏一侧，分为3叶，每叶再分为小叶。其子宫盘曲在卵巢和腹吸盘之间，可被染为黄色，内含虫卵。布氏姜片吸虫成虫腹吸盘前有雌、雄生殖孔，其卵黄腺很发达，呈颗粒状，位于虫体两侧，排泄囊不易辨认。

2. 布氏姜片吸虫成虫浸制标本

布氏姜片吸虫成虫属大型吸虫。虫体大小差异较大，为$(20\sim75)mm\times(8\sim20)mm$，肌肉发达，体肥厚，背腹扁平，前窄后宽，形似刀切姜片。布氏姜片吸虫活时呈肉红色，经浸制固定后呈灰白色，体壁微透明。肉眼可见其大而发达的腹吸盘和高度分支的睾丸。

3. 布氏姜片吸虫的中间宿主

布氏姜片吸虫的中间宿主为扁卷螺。

4. 布氏姜片吸虫的植物媒介

布氏姜片吸虫的植物媒介为水红菱、荸荠等水生植物。

【注意事项】

注意姜片吸虫卵与肺吸虫卵的区别。

【实验报告】

绘姜片吸虫卵形态图。

四、日本裂体吸虫

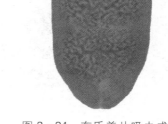

图 2-24　布氏姜片吸虫成虫

日本裂体吸虫又称日本血吸虫，其成虫雌雄异体，主要寄生在人体肠系膜下静脉内，引起血吸虫病。

【实验目的】

(1)掌握日本血吸虫卵的形态特征。

(2)熟悉日本血吸虫成虫的形态特征。

(3)了解日本血吸虫的生活史特点和寄生于人或动物的病理现象。

【标本与器材】

(1)显微镜。

(2)日本血吸虫卵、成虫玻片标本，日本血吸虫毛蚴、子胞蚴、尾蚴染色标本，日本血吸虫卵沉积在肝脏的组织切片标本。

(3)钉螺干燥标本，日本血吸虫成虫液浸标本，日本血吸虫寄生于肠系膜和肝脏的病理标本。

【实验内容】

(一)自学

1. 日本裂体吸虫卵标本

观察日本裂体吸虫卵的甘油明胶封片标本，可见虫卵呈椭圆形，淡黄色，大小平均约为 $89\mu m \times 67\mu m$(图 2-25)。日本裂体吸虫卵卵壳薄而均匀，无卵盖，卵壳一侧有一小棘(常因虫卵位置或被卵壳外黏附物遮盖，不易观察到)。日本裂体吸虫成熟虫卵的卵内含一毛蚴，若未成熟或死亡过久，毛蚴模糊或变为灰黑色。毛蚴和卵壳间常可见到大小不等的圆形或椭圆形油滴状头腺分泌物。

2. 日本裂体吸虫尾蚴染色玻片标本

观察日本裂体吸虫尾蚴染色玻片标本，可见尾蚴分为体部和尾部，尾部略长于体部，尾部又分为尾干和尾叉，尾叉长约为尾干的1/3(图 2-26)。着色好的日本裂体吸虫尾蚴标本，体内可见穿刺腺。

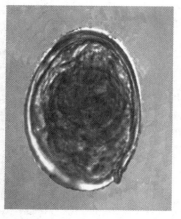
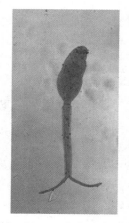

图2-25　日本血吸虫卵　　　　　图2-26　日本血吸虫尾蚴

(二)示教

1. 日本裂体吸虫成虫浸制标本

用肉眼或放大镜观察雄虫、雌虫和雌雄虫合抱浸制标本，可见雄虫呈乳白色，较粗短，自腹吸盘后体壁向腹面卷曲形成抱雌沟。雌虫较雄虫细长，尤以前部明显，消化道内含较多血液，故虫体略呈暗褐色。观察时应注意腹吸盘的位置及特征。

2. 日本裂体吸虫成虫染色玻片标本

低倍镜下观察日本裂体吸虫成虫染色玻片标本时，可见以下内容(图2-27)。

(1)雄虫：日本裂体吸虫成虫雄虫的口吸盘位于虫体前端，腹吸盘明显突出呈杯状。吸盘后的虫体较扁平，两侧向腹面卷曲形成抱雌沟。雄虫的肠管在腹吸盘附近分为左、右两肠支，并在虫体后部1/3之处又联合为单一盲管，终至虫体末端。雄虫的睾丸呈椭圆形，一般为7个，呈串珠状排列，位于腹吸盘略后方。

(2)雌虫：日本裂体吸虫成虫雌虫的吸盘较雄虫小，不甚明显。雌虫的肠管与雄虫相同(因含血液多，固定后呈黑色)，唯两肠支于卵巢后、虫体中部略后处汇合。雌虫体内呈椭圆形，染色较深的，即为卵巢。在雌虫的两肠支之间可见一细长管向前延伸到腹吸盘位置，即为卵黄腺，内含许多虫卵。在卵巢后，肠管周围能被染为红色小叶状的部位，即为子宫。

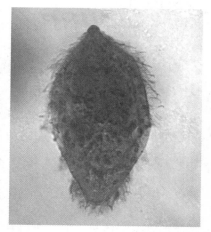

图2-27　日本血吸虫成虫

3. 日本裂体吸虫毛蚴碘染封片标本

低倍镜下观察毛蚴碘染封片标本，可见毛蚴外形与活动时的长椭圆形不同，呈梨形，一般前端较宽，其中央具一锥形顶突，体表被有纤毛。

4. 日本裂体吸虫子胞蚴染色玻片标本

观察子胞蚴染色玻片标本，可见子胞蚴呈袋状，内含许多尾蚴。因尾蚴的成熟程度不同，所以其外形不甚典型。

5. 日本裂体吸虫的中间宿主——钉螺

钉螺外形小，形似螺丝钉。钉螺螺壳小，呈圆锥形，底大顶端尖，有 6～8 个右旋的螺层，壳口呈卵圆形，略向外翻，表面有纵肋者，称为肋壳钉螺，壳长约为 10mm，宽约为 4mm。壳面光滑者称为光壳钉螺，壳长约为 6mm，宽约为 3mm。活钉螺伸出软体部时，可见头部有一对触角，其基部外侧黑色眼部上面有黄色色素颗粒形成的聚集区，称为假眉。

6. 日本裂体吸虫感染动物的病理标本

(1)家兔肠系膜浸制标本：注意观察该标本中肠系膜静脉内乳白色或黑色的日本裂体吸虫成虫，可见肠壁上有明显灰白色小结节，即为血吸虫卵引起组织反应后形成的虫卵肉芽肿。

(2)兔肝脏浸制标本：日本裂体吸虫卵导致的肉芽肿表现为肝脏表面多数灰色或黄色的小结节，使肝呈萎缩状，表面不平整，可见散在的浅沟纹，略似槟榔的条纹，故其有槟榔肝之称。

(3)虫卵沉积在肝脏的组织切片标本：观察该切片时，可见肝组织切片肉芽肿中心为一团退变或坏死的日本裂体吸虫卵和成纤维细胞等。其周围有许多炎性细胞浸润，以及大量嗜酸性粒细胞和成纤维细胞等。

【注意事项】

观察日本裂体吸虫卵时，注意从卵壳的厚薄、卵壳外的黏附物及卵内容物将日本裂体吸虫卵与似蚓蛔线虫卵进行区分。

【实验报告】

(1)绘日本血吸虫卵形态图。

(2)列表比较四种吸虫成虫的形状、寄生部位、保虫宿主、中间宿主、感染方式和途径。

附：动物的日本裂体吸虫人工感染与解剖

1. 实验动物的人工感染

(1)选含日本裂体吸虫的阳性钉螺 4～5 只放入小三角烧瓶内，加水至瓶口，用小尼龙网盖于瓶口上，勿使之接触水面，于 25℃ 左右条件下静置 2～3 小时，尾蚴即可自钉螺逸出，集于水面，用放大镜可查见。

(2)将待感染动物(家兔或小白鼠)编号，让其腹部向上，牢固绑于解剖板上，剪去腹毛，用清水润湿皮肤。

(3)取洁净盖玻片放于载玻片上，用白金环蘸取水上层尾蚴，在盖玻片上滴数滴，在解剖镜下对尾蚴进行计数，根据实验需要确定尾蚴数。一般家兔的尾蚴数为 500～800 条，小白鼠则需 40 条左右。

(4)用镊子将上述已计数的盖玻片翻转覆盖于剪去腹毛后润湿的待感染家兔或小白鼠腹部，放置 20 分钟后，移去盖玻片，并镜检其腹部有无残存的尾蚴，以精确计算感染量。感染完毕将家兔或小白鼠释放，饲养待用。

2. 实验动物的解剖

(1)感染日本裂体吸虫动物的解剖时间视需要而定,如欲检获日本裂体吸虫成虫,可于感染1个月后解剖。解剖的方法是动物处死后,将其固定于解剖板上,让其腹部向上,用解剖剪沿中线将皮肤、肌肉剪开,剥离,勿伤及内脏,注意观察有无腹水外溢。

(2)牵开肠管,暴露肠系膜静脉和肝门静脉,仔细观察动物的血管内有无日本裂体吸虫成虫。然后,用解剖针挑破血管,将成虫挑于盛有生理盐水的培养皿内,观察其外形及雌雄合抱情况。

(3)观察动物的肝脏、肠壁等组织的病变。用剪刀取病变处肠黏膜组织(约米粒大小),置于两载玻片之间进行压片镜检,观察其中的虫卵与粪便中的虫卵有何不同。

附:日本裂体吸虫环卵沉淀试验

环卵沉淀试验是抗原抗体反应的一种类型。由于日本裂体吸虫卵内成熟毛蚴分泌、排泄的抗原物质能透过卵壳上的微孔渗出,该抗原物质与血吸虫患者血清中的相应抗体结合后,在虫卵周围可形成半透明泡状或指状沉淀物,即显示环卵沉淀试验呈阳性。其操作步骤如下。

(1)在洁净的载玻片中央加2滴待检血清,用消毒针尖挑取日本裂体吸虫卵100～150个,加入血清中混匀。

(2)覆以22mm×22mm盖玻片,四周用石蜡密封,置于37℃温箱中孵育48～72小时,镜检观察结果。

(3)反应标准:如在完整日本裂体吸虫卵的外周出现半透明泡状、指状、片状或带状沉淀物,即为环卵沉淀试验阳性,卵壳破裂者不计。环卵沉淀试验需统计环沉率。

$$环沉率＝阳性反应虫卵数/实际观察虫卵数$$

凡环沉率大于5%者可报告为阳性。其反应强弱判定如下。

1)"－":表示虫卵周围光滑无沉淀物,或有小于$10\mu m$(相当于两个红细胞大小)的泡状沉淀物。

2)"＋":表示虫卵周围的泡状、指状沉淀物的面积小于虫卵面积的1/4,细长卷曲的带状沉淀物小于虫卵的长径,片状沉淀物小于虫卵的1/2。

3)"＋＋":表示虫卵周围的泡状、指状沉淀物的面积大于虫卵面积的1/4,细长卷曲的带状沉淀物相当于或超过虫卵的长径,片状沉淀物大于虫卵的1/2。

4)"＋＋＋":表示虫卵周围的泡状、指状沉淀物的面积大于虫卵面积的1/2,细长卷曲的带状沉淀物相当于或超过虫卵长径的2倍,片状沉淀物等于或超过虫卵的大小。

(刘　云)

第三节　绦虫纲

一、链状带绦虫

链状带绦虫又称猪带绦虫、猪肉绦虫、有钩绦虫,是我国主要的人体绦虫,古代医书称之为寸白虫或白虫，是最早记载的人体寄生虫之一。其成虫寄生于人小肠内，引起猪带绦虫病。幼虫寄生于人或猪的肌肉等组织内，引起猪囊尾蚴病。

【实验目的】

(1)掌握带绦虫卵及猪肉绦虫孕节的形态特征。

(2)熟悉猪肉绦虫成虫及囊尾蚴的外形特征。

(3)了解猪肉绦虫的生活史特点和寄生于人或动物的病理现象。

【标本与器材】

(1)放大镜、显微镜。

(2)带绦虫卵玻片标本，猪肉绦虫成虫的头节、成节、孕节、囊尾蚴染色标本。

(3)猪肉绦虫成虫液浸标本、带绦虫囊尾蚴液浸标本，"米猪肉"液浸标本，带绦虫囊尾蚴的猪脑病理标本。

【实验内容】

(一)自学

1. 带绦虫卵玻片标本

低倍镜下观察带绦虫卵的大小、外形，高倍镜下观察其主要结构，可见带绦虫卵呈球形，直径为 $31\sim43\mu m$(图2-28)。其卵壳极薄，无色透明，易破裂，故自患者粪便排出的虫卵多无卵壳，卵壳内有一圈较厚、呈棕黄色的放射状的条纹，即为胚膜，卵壳与胚膜之间有一明显的空隙，空隙内有颗粒。其虫卵胚膜内为一个球形的六钩蚴，若光线强弱适宜，仔细调节显微镜的细准焦螺旋，可观察到幼虫体内的反光小钩。

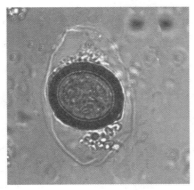
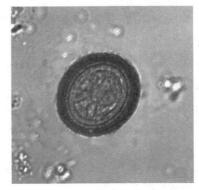

完整带绦虫卵　　　　　　　　　　　　不完整带绦虫卵

图2-28　带绦虫卵

2. 猪肉绦虫孕节染色玻片标本

用放大镜观察猪肉绦虫孕节染色玻片标本时，可见猪肉绦虫孕节子宫两侧分支不甚规则，每侧分支数一般为7～13支(图2-29)。

3. 猪肉绦虫囊尾蚴染色玻片标本

用低倍镜观察猪肉绦虫囊尾蚴的头端，可见囊尾蚴的头节有四个吸盘和呈放射状排列整齐的两圈小钩。

(二)示教

1. 猪肉绦虫的头节染色玻片标本

猪肉绦虫头节呈球形,有四个明显的杯状吸盘,头端中央处突起为顶突,围绕顶突有大小不等的两圈小钩,呈放射状排列(图2-30)。

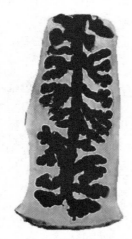

图2-29 猪肉绦虫孕节

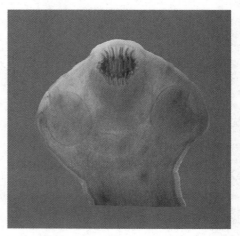

图2-30 猪肉绦虫头节

2. 猪肉绦虫成节染色玻片标本

观察猪肉绦虫成节染色玻片标本,可见猪肉绦虫成节,雌、雄生殖器官同节,节片中央有一直管状的子宫,卵巢分三叶,节片下缘子宫左右各有一叶较大,中央附叶较小,位于子宫与阴道间,睾丸滤泡150~200个,密集分布于节片两侧,近节片下缘有卵黄腺。在节片中部有两条略为横向的管道,上面的为输精管,下面的为阴道。它们共同通向位于节片一侧的肌质生殖腔内,节片两侧靠近体壁处有两条纵向的管道,即为排泄管。

3. 猪肉绦虫成虫液浸标本

成虫体长2~4m,呈乳白色或棕黄色,节片较薄,体壁略透明,头节很小,呈球状,直径为0.6~1mm,颈部纤细,链体前端节片多为短宽形,为幼节,中部节片近正方形,为成节,后端节片,多为长方形,为孕节。

4. 带绦虫囊尾蚴液浸标本

用肉眼观察带绦虫囊尾蚴浸制标本,可见囊尾蚴为乳白色,似一粒黄豆大小,囊壁略透明,囊内充满液体,靠囊壁内可见一白色小点,即为其头节。

5. "米猪肉"液浸标本和感染带绦虫囊尾蚴的猪脑病理标本

肉眼观察"米猪肉"中囊尾蚴的寄生情况,观察囊尾蚴的大小、外形、颜色。在这些标本中,可见椭圆形小洞穴(囊尾蚴已脱落),有的洞穴内仍有乳白色的囊尾蚴寄生,在猪脑的脑膜下,可见许多半透明的、椭圆形的囊状小泡,即为猪囊尾蚴。

【注意事项】

带绦虫卵的卵壳极薄,无色透明,且易破裂,宜采用较弱光进行观察。

【实验报告】

绘带绦虫卵形态图。

二、肥胖带绦虫

肥胖带绦虫又称牛带绦虫、牛肉绦虫或无钩绦虫，它与猪带绦虫同属带科、带属，两者形态和发育过程相似。

【实验目的】

(1)掌握牛肉绦虫孕节的形态特征。

(2)熟悉牛肉绦虫成虫及囊尾蚴的外形特征。

(3)了解牛肉绦虫的生活史特点以及猪肉绦虫与牛肉绦虫的形态区别。

【标本与器材】

(1)放大镜、显微镜。

(2)牛肉绦虫成虫液浸标本。

(3)牛肉绦虫成虫的头节、成节、孕节、囊尾蚴染色标本。

【实验内容】

(一)自学

1. 牛肉绦虫孕节染色玻片标本

用放大镜观察牛肉绦虫孕节染色玻片标本时，可见牛肉绦虫孕节，子宫两侧分支比较对称整齐，每侧分支数一般为15～30支(图2-31)。

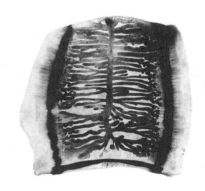

图2-31 牛肉绦虫孕节

2. 牛肉绦虫囊尾蚴染色玻片标本

用低倍镜观察牛肉绦虫囊尾蚴的头端，可见牛囊尾蚴的头节只有四个吸盘，无小钩。

(二)示教

1. 牛肉绦虫头节染色玻片标本

牛肉绦虫头节呈方形，只有四个吸盘，无顶突及小钩(图2-32)。

2. 牛肉绦虫成节染色玻片标本

观察牛肉绦虫成节标本，其子宫明显，卵巢分两叶，其他结构与猪肉绦虫大体相同。

3. 牛肉绦虫成虫液浸标本

牛肉绦虫与猪肉绦虫形态基本相似，唯一不同之处是牛肉绦虫的节片较肥厚，体壁不透明，虫体长 4～8m。

【注意事项】

注意与猪肉绦虫进行比较观察。

【实验报告】

列表区别猪肉绦虫和牛肉绦虫的体长、头节、成节、孕节等。

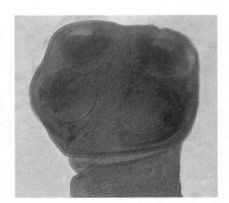

图 2－32　牛肉绦虫头节

三、细粒棘球绦虫

细粒棘球绦虫又称包生绦虫，其幼虫棘球蚴也称包虫，寄生于人体和多种食草类家畜的内脏，引起棘球蚴病或包虫病。

【实验目的】

了解细粒棘球绦虫幼虫和成虫的形态特征、寄生于动物肝的病理现象。

【标本与器材】

(1)显微镜。

(2)细粒棘球绦虫原头蚴染色玻片标本、细粒棘球绦虫的成虫染色玻片标本。

(3)棘球蚴液浸标本，细粒棘球绦虫感染动物肝的液浸标本。

【实验内容】

(一)自学

观察细粒棘球绦虫原头蚴染色玻片标本，先在低倍镜下找到呈椭圆形的紫红色原头蚴，再换高倍镜观察，可看到凹陷的顶突上面有着色浅的小钩，其下缘两侧有着色较深呈圆形或椭圆形的吸盘。有的原头蚴的顶突已向外翻出，这与成虫的头节相似。

(二)示教

1. 细粒棘球绦虫的成虫染色玻片标本

细粒棘球绦虫的成虫虫体长为 1.5～5.0mm，共分 3～4 个节片，末节约为体长的一半，头节小，有四个吸盘，顶突上有两圈小钩，幼节内无明显的结构，成节可见子宫及呈圆形的睾丸，卵巢界限不清晰。其孕节子宫呈囊状膨大，内含不同发育期的虫卵。

2. 棘球蚴液浸标本

在保存液中可见呈乳白色、大小不等、发育程度不同的棘球蚴。其囊壁较薄，略透明似粉皮状，囊内充满半透明液体，包含着育囊、子囊等。

3. 感染动物肝的液浸标本

肉眼观察受细粒棘球绦虫感染的骆驼肝，可见一些大小不等的洞穴，有的棘球蚴已脱落，但可见洞穴边缘有一层较厚的致密结构，即为宿主纤维组织形成的包在棘球蚴外面的外膜。有的洞穴内还可见残留的棘球蚴。

【注意事项】

细粒棘球绦虫卵与猪、牛带绦虫卵基本相同，在光学显微镜下难以区别。

【实验报告】

绘细粒棘球绦虫原头蚴形态图。

四、曼氏迭宫绦虫

曼氏迭宫绦虫又称孟氏裂头绦虫。其成虫主要寄生于猫科动物中，偶然寄生在人体；但中绦期裂头蚴可在人体寄生，导致曼氏裂头蚴病，其危害远较成虫为大。

【实验目的】

了解曼氏迭宫绦虫卵、幼虫、成虫的形态特征。

【标本与器材】

(1)显微镜。

(2)曼氏迭宫绦虫卵、头节玻片标本，曼氏迭宫绦虫第一中间宿主(剑水蚤)染色玻片标本。

(3)曼氏迭宫绦虫成虫液浸标本，裂头蚴寄生于蛙肌肉组织的标本。

【实验内容】

(一)自学

观察曼氏迭宫绦虫卵玻片标本，虫卵呈近椭圆形，两端稍尖，不对称，大小为$(52\sim68)\mu m\times(32\sim43)\mu m$，呈浅灰黄色，卵壳较薄、均匀，有卵盖且大，卵盖一般位于更尖的一端，与卵壳衔接紧密，交界不十分明显，需要仔细调节微调才能看清。其卵内含一个卵细胞及许多卵黄细胞，细胞界限不清晰，充满整个虫卵(图2-33)。

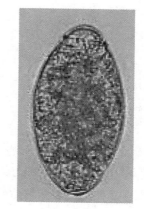

图2-33 曼氏迭宫绦虫卵

(二)示教

1. 曼氏迭宫绦虫头节染色玻片标本

曼氏迭宫绦虫属于假叶目，其虫体的一个重要特点即是头节很小，长为1～1.5mm，宽为0.4～0.8mm，呈指状，在其背腹两面各有一条纵行凹陷的吸槽。

2. 曼氏迭宫绦虫成虫液浸标本

观察曼氏迭宫绦虫成虫的浸制标本，可见虫体呈乳白色，长约为1m，头节很小，颈部细长，链体节片一般均宽大而长，体壁略透明。自其前端靠后至末端的节片中央，肉眼可看到每一节片中间有一近三角形的白色点状物，即为子宫。

3. 裂头蚴寄生于蛙肌肉组织的标本

观察裂头蚴寄生于蛙肌肉组织的标本时，在蛙股部肌肉可见一条白色裂头蚴虫体的片段，因剥离不全看不到头节，用放大镜观察可见虫体无分节现象，而体壁表面有环纹。

4. 曼氏迭宫绦虫第一中间宿主(剑水蚤)染色玻片标本

观察曼氏迭宫绦虫第一中间宿主(剑水蚤)染色玻片标本时，可见虫体分节，有附肢，虫体末端体外两侧有一对卵巢。

【注意事项】

注意曼氏迭宫绦虫卵与斯氏狸殖吸虫卵的区别，应从形状、颜色、卵壳、卵盖等方面进行比较。

【实验报告】

绘曼氏迭宫绦虫卵图。

五、微小膜壳绦虫

微小膜壳绦虫也称短膜壳绦虫。该虫主要寄生于鼠类，亦可寄生于人体，引起微小膜壳绦虫病。

【实验目的】

了解微小膜壳绦虫卵、成虫的形态特征。

【标本与器材】

(1)显微镜。

(2)微小膜壳绦虫卵、成虫头节玻片标本。

(3)微小膜壳绦虫的成虫液浸标本。

【实验内容】

(一)自学

观察微小膜壳绦虫卵玻片标本，可见虫卵呈卵圆形，大小为$(48\sim60)\mu m\times(36\sim48)\mu m$，卵壳薄，无色透明，胚膜较带绦虫卵薄，放射条纹也不明显。在其胚膜两端略尖处(称为极)各发出 4~8 条丝状物伸出至胚膜与卵壳之间，胚膜内含有 1 个六钩蚴。

(二)示教

1. 微小膜壳绦虫的成虫头节染色玻片标本

微小膜壳绦虫头节小，呈圆形，有四个吸盘，顶突短而圆，可伸出头节前端，亦可凹陷于头节内，顶突上有一圈小钩。

2. 微小膜壳绦虫的成虫液浸标本

微小膜壳绦虫的成虫呈乳白色，体长为 50~80mm，由 100~200 个节片组成，每个节片均宽大于长。

【注意事项】

注意微小膜壳绦虫卵与带绦虫卵的形态区别。

【实验报告】

绘微小膜壳绦虫卵图。

（刘　云）

第三章 医学原虫

第一节 叶足虫纲

一、溶组织内阿米巴与结肠内阿米巴

溶组织内阿米巴又称痢疾阿米巴，主要寄生于人体结肠，在一定条件下侵入肠壁组织，引起阿米巴痢疾，也可随血液侵入肝、肺、脑等组织，引起肠外阿米巴病。

结肠内阿米巴一般是非致病性的，虽寄生在人类消化道内但并不侵入人体组织且无临床症状。当大量原虫寄生或宿主免疫力低下时或宿主合并细菌感染而致肠功能紊乱时，可出现临床症状。

【实验目的】

(1)掌握溶组织内阿米巴滋养体和包囊的形态特征，溶组织内阿米巴滋养体和包囊与结肠阿米巴滋养体和包囊的鉴别要点。

(2)了解溶组织内阿米巴滋养体的运动特点，溶组织内阿米巴寄生于人或动物的病理现象。

【标本与器材】

(1)显微镜、载玻片、盖玻片、生理盐水、1%碘染液。

(2)溶组织内阿米巴滋养体和包囊染色标本、结肠内阿米巴包囊染色标本。

(3)自由生活阿米巴滋养体培养液。

(4)溶组织内阿米巴肝脓肿和肠溃疡病理标本。

【实验内容】

(一)自学

1. 溶组织内阿米巴包囊(生理盐水涂片法)(图3-1)

在低倍镜下观察溶组织内阿米巴包囊时，可见包囊的大小如句号大，呈淡蓝色。在高倍镜下，可见包囊的大小似一粒绿豆(直径为 $5\sim20\mu m$)，囊壁薄，胞质呈细颗粒状，胞核 $1\sim4$ 个，但不易看清，常需用碘染色后再观察。在未成熟的包囊中，隐约可见反光的一个或数个拟染色体，拟染色体呈短棒状，两端钝圆。

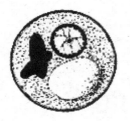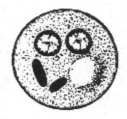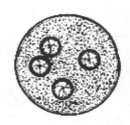

包囊（单核）　　　　　包囊（双核）　　　　包囊（四核成熟包囊）

图 3-1　溶组织内阿米巴包囊

2. **溶组织内阿米巴包囊（碘染色法）（图 3-1）**

在生理盐水涂片标本上加一滴 1‰ 碘染液，染色后，在高倍镜下，可见包囊呈棕黄色。除观察包囊的大小、形状及囊壁厚度外，应着重观察细胞核。其细胞核呈球形，有 1～4 个，分布于包囊中的不同平面，为看清核的结构，必须随时调动细调节轮。每个核的中央有一小点状的细调节轮即为核仁。其成熟包囊有 4 个核。在未成熟的包囊中，细胞质内可见呈棕色的糖原泡，边缘模糊。溶组织内阿米巴包囊拟染色体不如生理盐水中的清晰。

3. **结肠内阿米巴包囊（图 3-2）**

结肠内阿米巴包囊的制片及观察方法同上，此包囊体积较大，直径为 10～30μm，囊壁较厚，有细胞核 1～8 个，呈球形，核仁呈扁心状。其成熟包囊有 8 个核。在其未成熟包囊中，细胞质内可见拟染色体，呈碎玻璃状或草束状，且两端参差不齐。

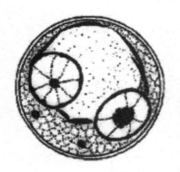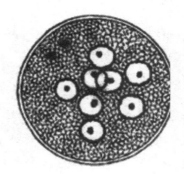

图 3-2　结肠内阿米巴包囊

（二）示教

1. **溶组织内阿米巴大滋养体（铁苏木素染色）玻片标本**

在油镜下，可见溶组织内阿米巴大滋养体多呈椭圆形，内外质界限分明，直径为 12～60μm，可见舌状或指状的伪足，细胞核可被染成蓝黑色，呈球形，约占虫体的 1/5 或 1/4。而其细胞核周染色质颗粒大小均匀，排列整齐，核仁细小，位于细胞核中央，与核膜有网状核丝连接。其细胞质内有被吞噬的红细胞，呈蓝黑色。

2. 溶组织内阿米巴包囊（铁苏木素染色）玻片标本

在油镜下，可见溶组织内阿米巴包囊细胞核的构造与大滋养体相同。其拟染色体呈黑色棒状，两端钝圆，为一个或数个；在染色过程中糖原泡被溶解，只留下相应的空隙。观察时，应注意其包囊的大小、形状、细胞核的数目与构造、核仁位置。

3. 结肠内阿米巴包囊（铁苏木素染色）玻片标本

与碘染色相比，铁苏木染色的结肠内阿米巴包囊结构显示更为清楚。观察时注意将其与溶组织内阿米巴包囊相比较。

4. 自由生活阿米巴滋养体（活标本）

吸取培养液于载玻片上，加盖玻片，低倍镜下找到虫体，将光线调暗，转高倍镜下观察虫体的伪足形状及运动方式等。

5. 阿米巴肝脓肿病理标本

阿米巴肝脓肿多位于肝右叶，随病变发展脓肿扩大，病变处肝细胞被溶解，余下小肝胆管、肝动脉管、肝静脉管，可表现为破棉絮状溃疡。若干阿米巴肝小脓肿可融合成单一的大脓肿。

6. 阿米巴肠溃疡病理标本

用肉眼或放大镜观察阿米巴肠溃疡病理标本，可见结肠黏膜表面有许多分散的小突起，突起中央有针尖大小的孔，四周黏膜完整，略高于平面，呈现纽扣状溃疡（若是组织切片，则呈现烧瓶状溃疡，溃疡之间黏膜仍然正常）。

【注意事项】

进行溶组织内阿米巴包囊和结肠内阿米巴包囊标本观察时，应注意两种阿米巴包囊的大小、囊壁的厚薄、细胞核的数目、核仁的位置、拟染色体的形状，这些是综合鉴定溶组织内阿米巴包囊和结肠内阿米巴包囊的重要依据。

【实验报告】

绘溶组织内阿米巴滋养体和包囊形态图。

（秦秋红）

第二节　鞭毛虫纲

一、阴道毛滴虫

阴道毛滴虫简称阴道滴虫，主要寄生于女性的阴道和尿道，也可感染男性的泌尿生殖系统，引起滴虫性阴道炎和尿道炎，又称滴虫病，是以性传播为主要方式的一种感染性疾病。

【实验目的】

掌握阴道毛滴虫滋养体的形态特征。

【标本与器材】

（1）显微镜、载玻片、盖玻片、生理盐水。

（2）阴道毛滴虫滋养体瑞氏或吉氏染色标本。

（3）阴道毛滴虫人工培养液。

【实验内容】

1. 阴道毛滴虫滋养体瑞氏或吉氏染色标本

虫体呈椭圆形或梨形，宽为 $10\sim15\mu m$，长可达 $30\mu m$；有 1 个呈长椭圆形的泡状细胞核，染色较深，位于虫体前端 1/3 处；有 4 根前鞭毛和 1 根后鞭毛，后鞭毛伸展与虫体波动膜外缘相连，波动膜位于虫体前 1/2 处，有 1 根纤细透明的轴柱，由前向后纵贯虫体，并自虫体后端伸出体外（图 3-3）。

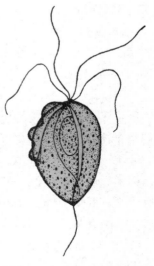

图 3-3　阴道毛滴虫滋养体

2. 阴道毛滴虫活标本

取阴道毛滴虫人工培养液做成阴道毛滴虫生理盐水涂片。观察时，先用低倍镜找到虫体，再换高倍镜进行观察。当温度适宜时，新鲜标本中的虫体运动活泼，虫体呈水珠状或球形，多在原地滚动。虫体前鞭毛不断摆动，可见其从前向后做波浪状运动，轴柱贯穿虫体，并从后端伸出。

【注意事项】

轴柱由前向后纵贯虫体并自虫体后端伸出体外，在染色玻片中仿佛虫体后端又具 1 根鞭毛，要认真识别。

【实验报告】

绘阴道毛滴虫滋养体形态图。

二、蓝氏贾第鞭毛虫

蓝氏贾第鞭毛虫又称贾第虫，主要寄生于人体小肠，引起以腹泻为主要症状的贾第虫病。

【实验目的】

掌握蓝氏贾第鞭毛虫滋养体和包囊形态特征。

【标本与器材】

（1）显微镜、载玻片、盖玻片、生理盐水、1%碘染液。

（2）蓝氏贾第鞭毛虫包囊培养液。

（3）蓝氏贾第鞭毛虫滋养体铁苏木素染色标本。

【实验内容】

（一）自学

观察蓝氏贾第鞭毛虫包囊（生理盐水涂片）时，先用低倍镜找到包囊后，再换高倍镜观察，包囊大小为 $(10\sim14)\mu m\times(7.5\sim9)\mu m$，呈椭圆形。经碘染液染色后观察，可见包囊呈黄绿色，囊壁较厚，囊壁与虫体之间有明显的间隙。未成熟包囊有 2 个细胞核,成熟包囊有 4 个细胞核,细胞核多偏于一端。囊内可见到鞭毛、丝状物、轴柱等(图 3 - 4)。

(二)示教

观察蓝氏贾第鞭毛虫滋养体(铁苏木素染色)玻片标本时,可见其虫体呈倒置半边梨形,大小为(9.5~12)μm×(5~15)μm,厚为 2~4μm。其背面隆起,腹面扁平,腹面前半部向内凹陷,形成吸盘陷窝,陷窝底部有 2 个细胞核,有 1 对轴柱由前向后延伸,轴柱中部附近有 1 对半月形的虫体。该虫体有 8 根鞭毛,成对排列,即前、中、腹、后各 1 对,但常看不太清楚。

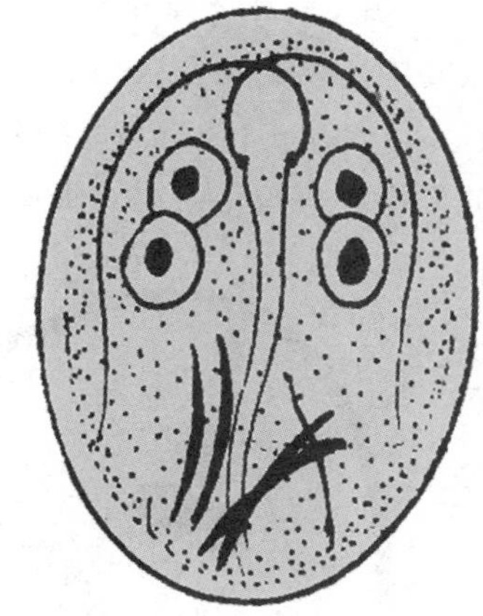

图 3-4 蓝氏贾第鞭毛虫包囊

【注意事项】

用生理盐水涂片方法制作的蓝氏贾第鞭毛虫包囊,细胞核不太清楚,常需制作碘染色片,方法是加 1 滴 1％碘染液于该生理盐水涂片上观察。

【实验报告】

绘蓝氏贾第鞭毛虫包囊图。

三、杜氏利什曼原虫

杜氏利什曼原虫又称黑热病原虫,其生活史有前鞭毛体和无鞭毛体两个发育阶段。前者寄生于媒介昆虫白蛉的消化道内,后者寄生于人及其他哺乳类动物的巨噬细胞内,引起利什曼病,即黑热病。

【实验目的】

了解杜氏利什曼原虫无鞭毛体和前鞭毛体的形态特征。

【标本与器材】

(1)显微镜。

(2)杜氏利什曼原虫无鞭毛体和前鞭毛体染色标本。

【实验内容】

1. 杜氏利什曼原虫无鞭毛体染色标本

取人工感染的田鼠肝或脾印片,用吉氏或瑞氏染液染色制成。临床标本系从患者骨髓或淋巴结穿刺所得。无鞭毛体的杜氏利什曼原虫寄生于巨噬细胞内,但在制片时,有原虫寄生的巨噬细胞常被推破,故而导致虫体游离。无鞭毛体的杜氏利什曼原虫呈圆形或卵圆形,呈圆形者平均直径为 3.5μm,呈卵圆形者平均大小为 4.4μm×2.8μm,所以必须用油镜才能观察清楚。杜氏利什曼原虫细胞质为浅蓝色,染色过浅或标本褪色时,细胞质轮廓多看不清楚;细胞核大而呈红色,位于虫体一侧,有 1 个动基体,呈细小杆状,亦呈红色。由于根丝体与基体太小,且二者很接近,在普通显微镜下基本不能分辨清楚(图 3 - 5)。

2. 杜氏利什曼原虫前鞭毛体染色标本

其染色及观察方法同上。成熟的前鞭毛体杜氏利什曼原虫呈梭形，大小为(14.3～20)μm×(1.5～1.8)μm，细胞核位于虫体中部，动基体在前部，基体在动基体之前，由此发出一根鞭毛游离于虫体外(图3-6)。

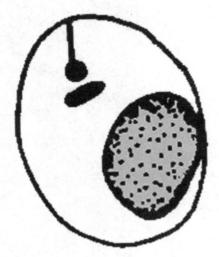
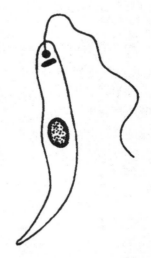

图3-5　杜氏利什曼原虫无鞭毛体　　　　图3-6　杜氏利什曼原虫前鞭毛体

【注意事项】
注意将杜氏利什曼原虫无鞭毛体与血小板的形态和红细胞的大小做比较。

【实验报告】
绘杜氏利什曼原虫无鞭毛体形态图。

（秦秋红）

第三节　孢子虫纲

一、疟原虫

疟原虫是引起疟疾的病原体。寄生于人体的疟原虫有五种，分别为间日疟原虫、恶性疟原虫、三日疟原虫、卵形疟原虫和诺氏疟原虫。我国主要是间日疟原虫和恶性疟原虫，三日疟原虫少见，卵形疟原虫罕见，诺氏疟原虫暂时未发现。

【实验目的】
掌握间日疟原虫红内期各期及恶性疟原虫环状体和配子体的形态特征。

【标本与器材】
(1)显微镜。
(2)间日疟原虫红内期各期及恶性疟原虫环状体和配子体吉氏染色标本，疟原虫子孢子染色玻片标本，疟原虫囊合子染色玻片标本。

【实验内容】

（一）自学

1. 间日疟原虫薄血膜标本

该标本来自间日疟患者，经推片并用吉氏或瑞氏染液染色而成。先用低倍镜观察血膜染制情况，再选择厚薄适度、血细胞呈单层均匀分布、染色较好的部分，用油镜观察，在红细胞内寻找环状体（R）、大滋养体（T）、裂殖体（S）和配子体（G）。其特点是：细胞质呈蓝色，细胞核呈深红色，疟色素呈黄棕色。

观察时，应注意受染红细胞的变化，并将其与白细胞和附着在红细胞上的血小板、染料渣和细菌等相区别。间日疟原虫各期形态特征如下所述。

（1）环状体（早期滋养体）（图3-7）：间日疟原虫的环状体通常位于受染红细胞中央。其细胞质呈环状，大小约为红细胞直径的1/3。间日疟原虫有1个细胞核，呈小圆点状位于环上，颇似戒指的宝石。

（2）大滋养体（晚期滋养体）（图3-8）：间日疟原虫有1个细胞核，稍长大。其细胞质外形不规则，呈阿米巴状，其内部常有空泡。疟色素呈黄棕色、烟丝状，散在分布，量较少。其红细胞胀大，红细胞膜上出现红色的薛氏小点，红细胞颜色变浅。

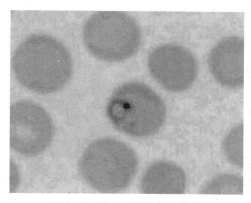

图3-7 间日疟原虫环状体

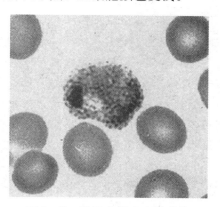

图3-8 间日疟原虫大滋养体

（3）裂殖体（图3-9）：间日疟原虫的细胞核分裂成两个或两个以上，称为裂殖体，成熟的裂殖体内含有12～24个裂殖子（通常为16个），疟色素呈黄棕色，常聚集在胞质内的一侧。其红细胞胀大，红细胞膜上出现红色的薛氏小点，红细胞颜色变浅。

（4）配子体（图3-10，图3-11）：成熟的配子体较大，略呈圆形，细胞质边缘整齐，有细胞核1个，疟色素多而散在。

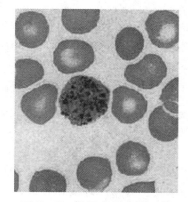

图3-9 间日疟原虫裂殖体

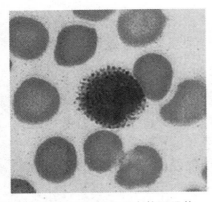 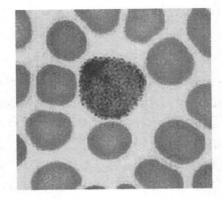

图 3-10　间日疟原虫雄配子体　　　　图 3-11　间日疟原虫雌配子体

1）雄配子体的细胞核大而疏松，多位于细胞质中部，细胞质呈浅蓝而略带红色。

2）雌配子体的细胞核较小而致密，多偏于细胞质的一侧，细胞质呈深蓝色。

3）雌雄配子寄生的红血细胞均胀大，红细胞膜上出现红色的薛氏小点，红细胞颜色变浅。

2. 间日疟原虫厚血膜标本

制作间日疟原虫厚血膜标本时，因采血量大，使检出轻度感染的可能性增加；但因厚血膜小，细胞重叠、干燥，以致虫体皱缩、空泡消失、细胞质变形，同薄血膜相比，形态上有所改变，不易鉴定虫种。同时，厚血膜经过溶血，无正常红细胞做对比，给诊断带来一定困难。厚血膜中，疟原虫各期的体积都略有缩小，其中，环状体和滋养体的形态改变较大，而裂殖体和配子体的形态无明显变化。由于厚、薄血膜优缺点互补，故对间日疟原虫进行检查时，常在一张玻片上做厚、薄两种血膜标本，先查厚血膜，当鉴别虫种有困难时，再查薄血膜。间日疟原虫在厚血膜标本中的特征如下所述。

（1）环状体（早期滋养体）：间日疟原虫在厚血膜中的环状体呈环状，或因环断裂、空泡消失而呈各种形状，可呈"！"形、"，"形，也可似鸟眼、飞鸟等多种形状。其细胞质呈蓝色，细胞核呈深红色。

（2）大滋养体（晚期滋养体）：滋养体虫体较大，细胞质呈蓝色，形态变化很大，常呈阿米巴状，或收缩断裂分散成大小不等的团块。其细胞核呈深红色，位于细胞质中或在细胞质的一边，疟色素呈黄棕色，分布不均匀，有时只能看到细胞质，疟色素观察不清。

（3）裂殖体：间日疟原虫在厚血膜中的裂殖体的细胞质未破时，体积略有缩小，着色较深，其余部分与薄血膜上裂殖体形态一致。细胞质破裂时，则形成大小不等的团块。

（4）配子体：间日疟原虫在厚血膜中的配子体体积较大，呈圆形或卵圆形，细胞质均匀，有 1 个细胞核，较大。其中，有的配子体形态与滋养体相似，但前者疟色素颗粒粗、多，并且分散，有沿边分布现象。其中，有的配子体细胞质分裂，细胞质部分或全部消失，只留下细胞核和疟色素；或细胞核和细胞质均消失，只留下疟色素。

3. 恶性疟原虫环状体（薄血膜）

恶性疟原虫环状体一般位于受染红细胞边缘，环较小，一般仅为红细胞直径的 1/5

左右。1个红细胞内可感染1个环状体，也可感染2个或3个以上。1个环状体可有1个细胞核，也可有2个细胞核(图3-12)。

4. 恶性疟原虫配子体(薄血膜)

恶性疟原虫配子体呈腊肠形，细胞核位于虫体中部。疟色素呈深棕色、颗粒状或杆状，多位于虫体中央、细胞核的周围，受染红细胞多破裂，仅见残余痕迹。恶性疟原虫的雌、雄配子体有以下特征：

(1)雄配子体(图3-13)：细胞质呈蓝色且略带红色，两端钝圆；细胞核较大，疏松，呈淡红色。

(2)雌配子体(图3-14)：细胞质呈深红色，两端较尖；细胞核较小、致密，呈深红色。

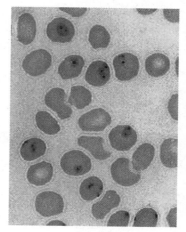

图3-12 恶性疟原虫环状体

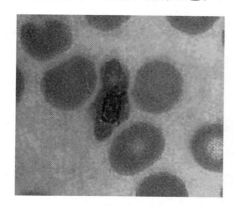

图3-13 恶性疟原虫雄配子体

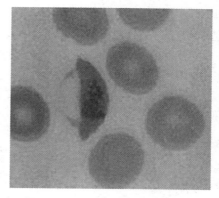

图3-14 恶性疟原虫雌配子体

(二)示教

1. 疟原虫子孢子染色玻片标本

标本来自阳性按蚊的唾液腺。其子孢子呈长梭形，细胞质呈蓝色，细胞核呈深红色，位于虫体中部。

2. 疟原虫囊合子染色玻片标本

标本来自阳性按蚊的胃。其囊合子较大，呈圆形，染色较深，从蚊胃壁突出。

【注意事项】

一般情况下，标本中疟原虫密度偏低，所以应耐心仔细按顺序观察，并注意辨别虫体各期以及标本中的各种血细胞(尤其是白细胞)、血小板、染液沉渣和其他异物，以免混淆。

【实验报告】

绘间日疟原虫红内期各期及恶性疟原虫早期滋养体和配子体形态图。

附：小白鼠疟原虫动物接种

1. 实验对象

感染疟原虫1周左右的小白鼠，正常小白鼠。

2. 实验器材

消毒空针(5ml)、7 号针头、灭菌生理盐水、碘酒、酒精和消毒棉签等。

3. 实验过程

(1)用消毒空针吸取灭菌生理盐水 2～3ml，备用。

(2)取感染疟原虫小白鼠 1 只，用夹子夹掉眼球或剪断尾巴，让血流出。

(3)用上述注有生理盐水的清毒针吸取流出的小白鼠血 0.3～0.5ml，混匀。

(4)用碘酒、乙醇消毒待接种处的小白鼠皮肤，按无菌操作法给每只正常小白鼠腹腔接种 0.2～0.3ml 疟原虫稀释液。若接种小白鼠血感染度低，可适当增加感染量。接种后将小白鼠放回饲养笼内饲养(供下一周实验课时制片及染色用)。

二、刚地弓形虫

刚地弓形虫简称弓形虫，呈世界性分布，动物和人普遍易感，可引起人兽共患的弓形虫病。在机体抵抗力下降时，可致严重后果，是一种重要的机会致病原虫。

【实验目的】

(1)熟悉弓形虫滋养体、包囊和卵囊的形态特征。

(2)了解弓形虫的生活史及发育过程。

【标本与器材】

(1)显微镜。

(2)刚地弓形虫滋养体、包囊、卵囊染色标本。

【实验内容】

(一)自学

刚地弓形虫滋养体标本取自感染动物，临床上取急性期患者体液或脑脊液经离心沉淀后取沉渣涂片、吉氏染色检查，或取活检或尸检组织制作切片后染色检查。

刚地弓形虫滋养体呈香蕉形或半月形，一端钝圆，一端较尖，一侧扁平，一侧凸起，长为 $4～7\mu m$，最宽处为 $2～4\mu m$。其细胞质呈蓝色，细胞核呈红色，位于虫体中央。在细胞核与尖端之间，呈浅红色颗粒状的为刚地弓形虫的副核体(图 3 - 15)。

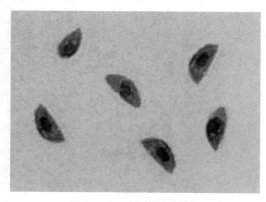

图 3 - 15　弓形虫滋养体

（二）示教

1. 刚地弓形虫包囊

刚地弓形虫包囊为圆形，外有一层囊壁，内含数个至数千个囊殖体，直径可达 $30\sim60\mu m$，此型在慢性感染者的组织细胞内可查见，如在脑、视网膜、淋巴结中多见。

2. 刚地弓形虫卵囊

刚地弓形虫卵囊呈卵圆形，具双层囊壁，光滑，微带绿色，$10\sim12\mu m$。成熟的卵囊内含 2 个孢子囊，每个孢子囊内有 4 个长形、微弯的子孢子。成熟的卵囊也可在肠上皮细胞破裂后落入肠腔，随粪便排出。

【注意事项】

刚地弓形虫滋养体微小，需仔细、耐心观察，使用油镜观察效果稍好。

【实验报告】

绘弓形虫滋养体形态图。

（秦秋红）

第四章 医学节肢动物

第一节 昆虫纲

一、蚊

蚊属双翅目蚊科，全世界已知的有38属3350多种，我国报告了18属370多种，是最重要的一类医学昆虫。与医学有关的主要是按蚊属、库蚊属和伊蚊属。

【实验目的】

(1)掌握三属蚊(按蚊、库蚊、伊蚊)的主要鉴别特征。

(2)熟悉蚊的各期形态。

(3)了解常见的几种传病蚊种。

【标本与器材】

(1)放大镜、显微镜。

(2)雌雄三属成蚊(中华按蚊、微小按蚊、大劣按蚊、致倦库蚊、白纹伊蚊)针插标本。

(3)按蚊幼虫玻片标本，库蚊幼虫玻片标本，雌性按蚊口器封片标本，按蚊翅封片标本，三属蚊卵、蛹封片标本。

(4)三属蚊的成蚊、幼虫、蛹活标本。

【实验内容】

(一)自学

用放大镜观察雌雄三属成蚊(中华按蚊、微小按蚊、大劣按蚊、致倦库蚊、白纹伊蚊)针插标本，掌握成蚊形态特征，比较三属成蚊的体色、触须、喙、翅有无黑白斑(环)等。

1. 成蚊形态

(1)头部：蚊的头部呈球形，两侧有复眼1对，复眼内侧有触角1对，每一触角分为15节，第1节呈环状，称为柄节，第2节呈球状，称为梗节，其余为鞭节，由13个小节组成，每节基部轮生感觉毛。雌蚊的感觉毛短而稀少，雄蚊的感觉毛长而密多。

(2)胸部：蚊的胸部分为前胸、中胸、后胸。包括：①翅 1 对，由特别发达的中胸长出。②平衡棒 1 对，由后胸长出。③足 3 对，由前、中、后胸各长出 1 对。

(3)腹部：蚊的腹部分为 11 节，第 1 节不易见，第 2～8 节明显，最末 3 节变为外生殖器。雌蚊腹部末端有尾须 1 对，雄蚊腹部末端为钳状的抱器。

2. 三属成蚊的形态比较(图 4-1)

(1)按蚊：按蚊(中华按蚊)虫体呈灰褐色，触须具有 4 个白环，其中顶端 2 个最宽。翅前缘有 2 个大白斑。雌、雄按蚊的触须均与喙等长，雄蚊触须末端两节膨大呈棒状。

(2)库蚊：库蚊(致倦库蚊)虫体呈棕褐色，翅上无斑点；喙无白环，各足跗节无淡色环；腹部背面有基白带，其下缘呈弧状(半月形)。其雌蚊触须比喙短，雄蚊触须较喙长且尖。

(3)伊蚊：伊蚊(白纹伊蚊)虫体呈黑色，间有银白斑纹，中胸盾板正中有一白色纵纹，后足跗节 1～4 节，有基白环，末节全白。其雌、雄蚊触须与库蚊的相似。

(二)示教

1. 按蚊幼虫玻片标本

虫体共有 1～7 腹节，背板后外侧各有掌状毛 1 对，第 8 腹节背面有呼吸孔 1 对。

2. 库蚊幼虫玻片标本

虫体全身具有毛丛，腹部第 8 节背面有呼吸管 1 个(管细长)，呼吸管毛 3 对以上，而伊蚊的呼吸管短粗，有呼吸管毛 1 对。

3. 雌性按蚊口器封片标本

喙位于头前正中下方，细长呈棒状，它包括以下器官。

(1)下唇 1 个(最粗)，呈槽状，表面覆盖鳞片，多呈暗色，末端有 2 个唇瓣。

(2)上唇 1 个(次粗)，呈膜质。

(3)舌 1 个(扁薄)，位于上唇之下，内含唾液管。

(4)上颚 1 对(末端膨大)，呈刀状，其内侧缘具有细齿。

(5)下颚 1 对(末端较窄)，呈细刀状，其上具有粗齿。

4. 按蚊翅封片标本

翅狭长，呈膜质，翅脉上有黑白鳞片，翅后缘有细鳞片形成翅缘。除翅的前缘脉、亚前缘脉外，依次分为 6 条纵脉，其中 2、4、5 纵脉分支，1、3、6 纵脉不分支，即脉序为 1；2.1，2.2；3；4.1，4.2；5.1，5.2；6。此为按蚊重要特征之一。

5. 蚊卵封片标本

(1)按蚊卵：按蚊卵呈舟状，中部两侧有透明的浮囊，单个存在。

(2)库蚊卵：库蚊卵呈圆锥状，一端钝圆，一端尖，虫卵聚集形成筏状卵块。

(3)伊蚊卵：伊蚊卵呈橄榄状，为黑色，壳上有花纹，单个存在。

6. 蚊幼虫活标本

(1)按蚊幼虫：无呼吸管，静止时靠掌状毛支持，身体与水面平行，遇惊动时迅速沉入水底。

（2）库蚊幼虫：呼吸管细长，静止时呼吸管口与水面接触，头下垂，身体与水面呈一定角度，在水中活动迅速。

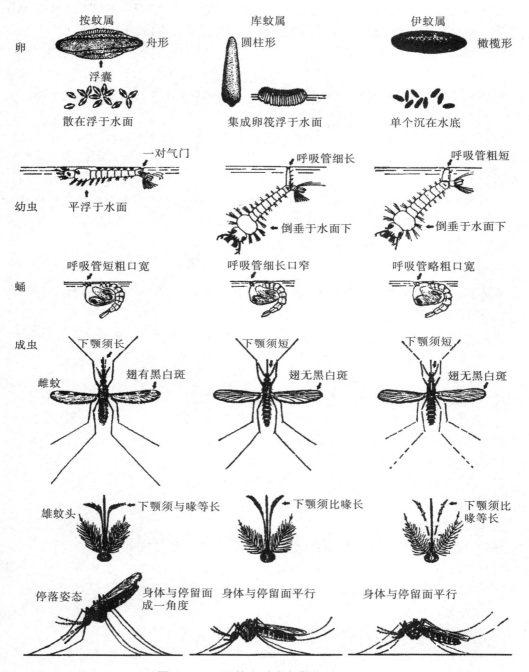

图 4-1　三属蚊生活史各期的形态鉴别

（3）伊蚊幼虫：呼吸管短粗，静止时身体与水面几乎呈直角，在水中活动较库蚊幼虫缓慢。

7. 蚊蛹活标本

蚊蛹活标本呈"逗点状",静止时其呼吸管与水面接触,受惊后迅速逃逸。

8. 蚊蛹封片标本

(1)按蚊蛹:按蚊蛹的呼吸管粗而短,呈漏斗状,口阔,有深裂隙。

(2)库蚊蛹:库蚊蛹的呼吸管细长,呈管状,口小,无裂隙。

(3)伊蚊蛹:伊蚊蛹的呼吸管长短不一,呈三角形,口斜,无裂隙。

9. 成蚊活标本

(1)按蚊:按蚊体呈灰褐色,静止时身体与喙呈一直线,与停留面呈一定角度。

(2)库蚊:库蚊体呈淡褐色,静止时身体与喙有一定角度,身体与停留面平行。

(3)伊蚊:伊蚊体多为黑色,停息时身体态与库蚊的相同。

【实验报告】

(1)列表区别三属蚊的成蚊、卵和幼虫。

(2)我国重要的传病蚊种有哪些?

二、蝇

蝇属双翅目,是一类重要的医学昆虫。我国大约有1500多种,与疾病密切相关的种类多属蝇科、丽蝇科、麻蝇科和狂蝇科。

【实验目的】

(1)熟悉成蝇与传播疾病有关的外部形态。

(2)了解蝇各期形态和常见成蝇的鉴别特征。

【标本与器材】

(1)放大镜、显微镜。

(2)常见蝇种成蝇(舍蝇、金蝇、绿蝇、麻蝇)针插标本,蝇卵、幼虫、蛹活体标本。

(3)蝇头、翅、足封片标本,蝇幼虫后气门玻片标本。

【实验内容】

(一)自学

取常见蝇种成蝇针插标本,用放大镜观察成蝇的形态结构特征,鉴别常见的几种蝇类。低倍镜下观察蝇头、翅、足封片标本,了解蝇的头、足、翅的形态结构。

1. 成蝇

成蝇呈暗灰色、黑色等,全身被有鬃毛。

(1)头部:成蝇的头部似半球形,有复眼1对,两眼间距离雄蝇较窄,雌蝇较宽。头部有触角1对,口器1个。

(2)胸部:成蝇的前胸、后胸退化,中胸特别发达。胸部有翅1对,足3对,足较短,且分节。

(3)腹部:成蝇的腹部呈长椭圆形,仅见5节腹节。

2. 常见四种蝇的形态特征

(1)舍蝇：体形中等，呈灰黑色，中胸背面有4条明显的纵行黑色条纹，第四纵脉向上弯曲，其末端与第三纵脉相距极近，腹部正中有纵纹。

(2)大头金蝇：体形肥大，有青绿色金属光泽，头部宽于胸部。其复眼呈深红色，颊部呈橙黄色，中胸背部多细长。

(3)丝光绿蝇：体形中等，有绿色金属光泽，颊部呈银白色，中胸背部有鬃，翅第四纵脉向上弯曲。

(4)棕尾别麻蝇：体形大小中等，胸部呈暗灰色，中胸背板前部中央有3条黑色纵行条纹，第四纵脉强弯成锐角，腹部背面有黑白相间的棋盘状斑。

3. 蝇头、翅、足封片标本

头、足经10%氢氧化钠处理，脱水呈透明状后封片；翅只经脱水呈透明状后即可封片。

(1)头部(图4-2)：观察蝇头标本可见头两侧有1对棕褐色复眼，两眼间为额部，额顶部有单眼3个，排成三角形。蝇颜面中央有1根触角芒，头下方有一伸长的口器，末端有膨大的唇瓣两片，唇瓣腹面有对称排列的假气管。其口器中部有触须1对，分为2节。

(2)足(图4-3)：观察蝇足标本可见足分为基、转、股、胫、跗5节，每跗节又可分为5节。蝇足末端有爪和爪垫各1对，中间有1爪间突，爪垫发达，密布粘毛。

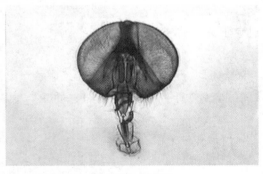
图4-2 蝇头

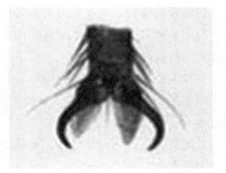
图4-3 蝇足

(3)翅：观察蝇翅标本可见纵翅脉6条不分支，第4纵脉弯曲形状不一，为属种的鉴别特征之一。

(二)示教

用放大镜观察蝇卵、幼虫、蛹活体标本，低倍镜下观察蝇幼虫后气门玻片标本。

1. 蝇幼虫后气门玻片标本

蝇幼虫腹部第8节后侧有后气门1对，由气门环、气门裂和钮孔组成。后气门形状是幼虫分类的重要依据之一。

2. 蝇卵、幼虫、蛹活体标本

(1)卵：乳白色、香蕉状，长约为1mm，黏聚成团。

(2)幼虫(蛆)：呈乳白色、圆柱形，前尖后钝，分节，后端有黑色后气孔 1 对，长为 8～10mm。

(3)蛹：暗褐色，圆桶形，长为 5～8mm。

【实验报告】

(1)我国重要的传病蝇种有哪些？

(2)蝇的哪些外形结构在传播疾病上起重要作用？

三、蚤

蚤属蚤目，俗称跳蚤，是哺乳类、鸟类和人类的体表寄生虫。我国目前报告有 480 余种，是鼠疫等人畜共患寄生虫病的传播媒介。

【实验目的】

了解蚤的一般形态及与传播疾病的关系。

【标本与器材】

(1)显微镜。

(2)蚤成虫玻片标本。

【实验内容】

低倍镜下观察蚤成虫玻片标本，注意蚤的体色、大小、体形、头形、口器、眼的有无、眼刚毛的位置、颊栉、前胸栉、中胸侧板杆、受精囊等形态结构。

蚤成虫虫体小而两侧扁平，全身鬃、刺和栉均向后方生长，无翅，足长且粗，其基节发达(图 4-4)。

1. 头部

蚤头部略呈三角形，眼下方为颊部，有的蚤在颊部边缘具有若干较粗且呈棕褐色的扁刺，排成梳状，称为颊栉。

2. 胸部

蚤胸部分为前、中、后胸 3 节，每节均由背板、腹板各 1 块及侧板 2 块构成。有的蚤在前胸背板后缘有粗壮的、呈梳状的扁刺覆盖中胸背板的前缘，称为前胸栉。有的蚤在中胸侧板上有侧板杆将侧板分为前、后两部分。颊栉、前胸栉、中胸侧板杆等的有无是蚤分类的重要特征之一。

3. 尾端

雌蚤尾端钝圆，第 7、8 腹节交界处内有几丁质的受精囊，其形态为蚤分类的依据之一。雄蚤尾端向上翘起者为结构复杂的外生殖器，其形态也是蚤分类的重要依据之一。

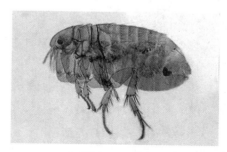

图 4-4 蚤

【实验报告】

蚤有哪些形态特征？分别传播哪些疾病？

四、虱

虱属虱目，是哺乳动物和鸟类的体外永久性寄生虫。在人体寄生的主要有人虱和耻阴虱两种，人虱又分为体虱和头虱。

【实验目的】

了解虱的一般形态及与传播疾病的关系。

【标本与器材】

(1)放大镜、显微镜。

(2)头虱液浸标本。

(3)耻阴虱封片标本。

【实验内容】

1. 用放大镜观察头虱液浸标本

用放大镜观察头虱液浸标本，注意头虱的体色、大小、体形；低倍镜下观察头虱成虫玻片标本，注意头虱的头形、口器、抓握器等结构。

头虱背腹扁平，分为头、胸、腹3节，呈灰白色，虫体狭长，雌虫可达4.4mm，雄虫略小(图4-5)。头虱的头部略呈菱形，触角约与头等长，分为5节，向头两侧伸出。头虱的胸部3节融合，足有3对，分为5节。足末端有爪和指状突。头虱的腹部分节明显，雄虱尾端呈"V"形，中央有一交尾器，雌虱尾部呈"W"形。

2. 耻阴虱封片标本

耻阴虱外形似蟹状，长1.5～2.0mm，宽约为1.5mm。其胸腹融合，腹节两侧有4对突起，后足特别发达(图4-6)。

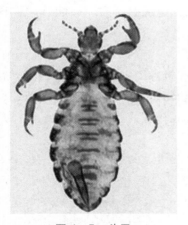

图4-5 头虱

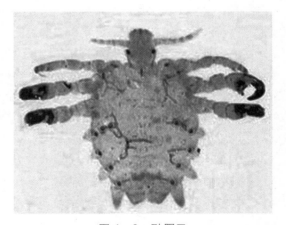

图4-6 耻阴虱

【实验报告】

虱有哪些形态特征？分别传播哪些疾病？

（秦秋红）

第二节　蛛形纲

一、蜱

蜱属寄螨目蜱总科。

【实验目的】

(1)熟悉蜱成虫的形态特征。

(2)了解蜱各期形态以及硬蜱与软蜱的区别。

【标本与器材】

(1)放大镜、显微镜。

(2)硬蜱成虫针插标本，硬蜱生活史各期液浸标本。

(3)雌雄全沟硬蜱成虫封片标本。

【实验内容】

(一)自学

用放大镜观察硬蜱成虫针插标本，注意硬蜱的大小、外形。低倍镜下观察全沟硬蜱成虫封片标本，注意蜱的形态特征并区别硬蜱和软蜱。

蜱成虫为椭圆形，未吸血时腹背扁平，背面稍隆起，成虫体长2～10mm，饱血后胀大如赤豆或蓖麻子状，可长达30mm(图4-7)。蜱表皮为革质，背面或具壳质化盾板。蜱根据躯体背面有无坚硬的盾板，分为硬蜱和软蜱两大类。成虫在躯体背面有壳质化较强的盾板，通称为硬蜱；无盾板者，通称为软蜱。蜱成虫分颚体和躯体两部分。

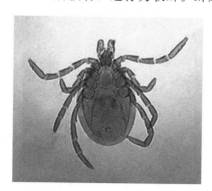

图4-7　硬蜱

1. 颚体(假头)

(1)颚基：位于颚体基部，基后缘略呈弧形凸出。雌蜱颚基背面两侧有椭圆形孔区。

(2)螯肢：1对，呈杆状，由颚体中部伸出，外有鞘包绕，前端有螯趾分齿状的定趾(内侧)和动趾(外侧)，螯肢可伸缩。

(3)口下板：呈指状，位于螯肢的腹面，腹面有纵列的倒齿(数量因种而异)。

（4）触须：触须1对，由腭基两侧向前，位于螯肢外侧，由4节组成，第4节短小，嵌生于第3节末端腹面小凹陷内。

2. 躯体

全沟硬蜱的躯体呈椭圆形，背腹扁平，呈袋状，大多为褐色，两侧对称。

（1）背面：盾板大小为区分雌、雄蜱的特征。雌性盾板较小，仅覆盖躯体前端（约占躯体面的1/3）；雄性盾板大，可覆盖整个背面。

（2）腹面：有足4对，第1对足跗节背面近端有环状的哈氏器，具有感觉功能。其生殖孔位于腹面前1/3正中，雄虫开口呈横缝状，雌虫开口呈菊花状。肛门位于虫体1/3的正中，肛门周围有弧形沟，称为肛沟。气门位于第4对足基节后方，其外周有卵圆形的气门板。

（二）示教

1. 观察硬蜱生活史各期液浸标本

标本可见蜱卵呈橄榄形、棕黄色，为半透明的胶囊形。蜱幼虫、若虫、成虫外形相似，均像一粒"蓖麻"。

2. 软蜱与硬蜱外观的主要不同点（图4-8）

（1）腭体：腭体位于躯体腹面的前端，背面看不见。

（2）躯体：躯体背面无盾板。

（3）气门：气门位于第3与第4对足基节之间。

【实验报告】

（1）蛛形纲的主要形态特征是什么？

（2）试述硬蜱和软蜱的形态区别。

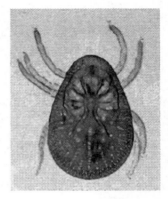

图4-8 软蜱

二、恙螨

恙螨（chigger mites）又称恙虫，成虫和若虫营自生生活，幼虫寄生于家畜和其他动物体表引起皮炎，传播恙虫病。全世界已知的恙螨有3000多种，我国记录的约420余种。

【实验目的】

了解恙螨幼虫的形态特征。

【标本与器材】

（1）显微镜。

（2）地理纤恙螨幼虫封片标本。

【实验内容】

低倍镜下观察恙螨幼虫大小、外形，高倍镜下观察颚体和躯体的结构，注意盾板的形态结构、毛序等特征。

恙螨幼虫呈椭圆形，活的恙螨幼虫呈淡黄色，体长0.25～0.5mm，分颚体与躯体两个部分（图4-9）。

1. 颚体

颚体位于虫体前端，正中为 1 对基部粗壮的螯肢，末端呈爪状，螯肢外侧有须肢 1 对，由 5 节组成。

2. 躯体

躯体背面前端中部有一盾板，呈长方形、矩形、五角形、半圆形或舌形，盾板的形状因虫种不同而各异，盾板的中部有感器 1 对，盾板周缘有刚毛 5 根，4 个角各 1 根，前缘中部 1 根。盾板两侧有眼 1 对。盾板后方的躯体上有 6 横列羽状毛，其排列行数、数目和形状因虫种不同而各异。腹面有中足 3 对，每足分 6 节或 7 节，末端有 2 爪及 1 个爪间突。

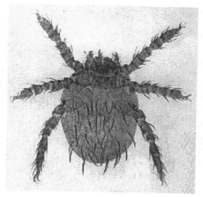

图 4-9 恙螨幼虫

三、疥螨

疥螨（scab mites）是一种永久性寄生螨类，寄生于人和哺乳动物的皮肤角质层内，引起疥疮。寄生于人体的疥螨称人疥螨。

【实验目的】

了解疥螨的形态特征。

【标本与器材】

（1）显微镜。

（2）疥螨成虫封片标本。

【实验内容】

低倍镜下观察疥螨的大小、外形，高倍镜下观察颚体和躯体的结构，注意腹面和背面的形态结构特征（图 4-10）。

疥螨虫体长为 0.5mm 左右，虫体短，呈椭圆形，体壁软而透明，体表具有波状横纹，颚体位于前端，躯体腹面有足 4 对，短而呈圆锥形，两对在前、两对在后。第 1、第 2 对足伸出长柄，末端膨大为钟状的爪垫，称为吸垫。其雌虫的第 3、第 4 对足末端均有长鬃，雄虫第 3 对足末端有长鬃，第 4 对足末端为吸垫。

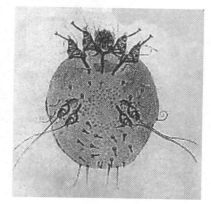

图 4-10 疥螨

四、蠕形螨

蠕形螨（demodicid mites）俗称毛囊虫，是一类永久性寄生螨。已知有 140 余种（亚种），其中毛囊蠕形螨和皮脂蠕形螨可分别寄生于人和哺乳动物的毛囊和皮脂腺内。

【实验目的】

(1)了解蠕形螨的形态特征。

(2)比较两种蠕形螨的形态区别。

【标本与器材】

(1)显微镜。

(2)毛囊蠕形螨与皮脂蠕形螨成虫玻片标本。

【实验内容】

低倍镜下观察两种蠕形螨的大小、外形,高倍镜下观察颚体和躯体的结构。

观察毛囊蠕形螨与皮脂蠕形螨玻片标本,可见毛囊蠕形螨与皮脂蠕形螨的形态基本相似(图4-11)。螨体均细长,呈蠕虫状、乳白色、半透明,体长0.1～0.4mm,雌虫略大于雄虫。

1. 颚体

两种蠕形螨的颚体均宽短,呈梯形,螯肢1对,呈针状,须肢分为3节。

2. 躯体

两种蠕形螨的躯体均分足体和末体两部分。在它们的足体腹面有足4对,粗短呈芽突状。两种螨雄虫的阴茎位于虫体背面的第2对足之间,雌螨的生殖孔在腹面第4对足之间。两种螨的末体细长,体表有明显的环状横纹,末端钝圆。

(1)毛囊蠕形螨较长,末体占躯体长度的2/3～3/4,末端较钝圆。

(2)皮脂蠕形螨略短,末体占躯体长度的1/2,末端略尖,呈锥状。

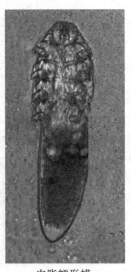 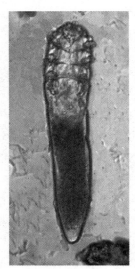

皮脂蠕形螨　　　　　　　　　毛囊蠕形螨

图4-11　人体蠕形螨

五、尘螨

尘螨(dust mites)普遍存在于人类居住场所的尘埃中,是一种强烈的过敏原,可引起超敏反应性疾病。与人类过敏性疾病关系最密切的主要有屋尘螨和粉尘螨等。

【实验目的】

了解尘螨的形态特征。

【标本与器材】

(1)显微镜。

(2)尘螨成虫封片标本。

【实验内容】

低倍镜下观察尘螨的大小、外形，高倍镜下观察颚体和躯体的结构。

尘螨成虫为椭圆形，乳白色，体长 0.2～0.5mm。颚体位于躯体前端，螯肢钳状，躯体表面有指纹状的细密或粗皱的皮纹，躯体背面前端有狭长盾板。雄虫背后部还有后盾板，肩部有 1 对长鬃，后端有 2 对长鬃，生殖孔在腹面中央，肛门靠近后端。雄螨肛侧有肛吸盘，有足 4 对，跗节末端具钟形吸盘。

（秦秋红）

第五章　常用的人体寄生虫实验室诊断方法

第一节　粪便内虫卵检查

【实验目的】

(1)掌握直接涂片法、饱和盐水漂浮法、水洗沉淀法、钩蚴试管培养法和沉淀孵化法的应用条件。

(2)了解直接涂片法、饱和盐水漂浮法、水洗沉淀法、钩蚴试管培养法和沉淀孵化法的操作过程及注意事项。

【标本与器材】

载玻片、盖玻片、竹签、生理盐水、显微镜、浮聚瓶、滴管、搪瓷杯、纱布或铜丝筛、锥形量杯、三角烧瓶、保温箱。

【实验内容】

(一)直接涂片法

直接涂片法适用于一般蠕虫卵(蛲虫卵、绦虫卵、肺吸虫卵除外)及原虫包囊和滋养体的检查。此法简便、快速，应用广泛，但由于取材少，如果粪便内病原体数量少时，往往容易漏检。因此，应以一份粪便制作三张涂片为宜，以提高检出率。

1. 生理盐水的配制

称取洁净的食盐 8.5g，溶于 1000ml 蒸馏水中配制而成。

2. 操作方法

(1)玻片制作：具体如下。

1)取清洁载玻片 1 张，用左手的拇指和中指夹持载玻片的两端，右手用吸管在玻片中央滴 1 滴生理盐水。

2)右手用竹签挑取火柴头大小的粪便 1 小粒，均匀涂布于生理盐水中，使其呈混悬状态，涂布厚薄以透过涂片约能辨认书上的字迹为宜。挑取标本时，要避免大块粪渣，并尽量挑选异常部分，如有黏液或脓液的部分进行涂片。

3)用右手拇指和食指夹持盖玻片的两侧，使盖玻片的一边与粪液接触，然后轻轻放下，避免产生气泡。也可借助镊子夹持盖玻片，以避免手指被污染。

（2）镜检：具体如下。

1）先用低倍镜寻找虫卵，再换用高倍镜观察虫卵的细微结构（换镜头前，应先将观察对象移至视野中央，再换用高倍镜）。

2）调焦距时，先扭动粗准焦螺旋，使物镜下移，以物镜不接触玻片为宜。然后，再将物镜慢慢上调，基本确定焦距后，用细准焦螺旋调节至标本清晰为止（绝对禁止盲目扭动粗准焦螺旋，以免损坏镜头和标本；高倍镜下观察只能用细准焦螺旋调节）。

3）镜检时必须按照一定的顺序依次查完整张涂片。为避免遗漏，可借助镜台推进器按"之"字形方向移动载玻片的位置，按顺序检查。

4）观察时，必须调好光线，透明度强的标本用暗光，反之则用亮光，以能看清标本结构为宜。

5）镜检过程中应防止涂片干燥。如涂片已变得干燥而不透明时可重新涂片后再进行观察。

6）各种蠕虫卵均有一定的形态特征，即有一定的形状、大小、颜色、明显的卵壳和特有的内容物，如卵细胞、卵黄细胞、幼虫等。但上述特征可因虫卵的位置、死活，以及个体差异、发育情况、新鲜程度等而有所变化。实验时，必须分析具体情况，再做出正确的判断。

7）大便中常有许多与虫卵相似的杂质，如食物残渣、花粉粒、脂肪滴、动植物细胞、植物孢子、淀粉颗粒等。观察时，必须仔细与虫卵相区别，以免发生错误。

（二）饱和盐水浮聚法

将粪便与饱和盐水溶液搅拌均匀，粪渣因其相对密度大而下沉，而虫卵则因其相对密度小于饱和盐水溶液而上浮，集中于液面，达到浓集虫卵的目的，以提高虫卵的检出率。因为饱和盐水（浓度约为 37.5%）的相对密度约为 1.2，所以饱和盐水浮聚法适用于浮聚相对密度较小的虫卵，如钩虫卵、受精蛔虫卵、鞭虫卵、蛲虫卵等，对钩虫卵效果尤佳。此法不适用于相对密度大于或接近 1.2 的虫卵，如未受精蛔虫卵、肝吸虫卵、血吸虫卵等。

1. 饱和盐水的配制

取食盐 400g，放于 1000ml 清水中，加热至沸腾，冷却后瓶底仍有部分未溶解的食盐，吸取上清液备用。

2. 操作方法（图 5-1）

（1）用竹签挑取枣核大的粪块放入浮聚瓶中（高约为 3.5cm，直径约为 2cm 的平底直筒玻璃瓶，亦可用青霉素小瓶代替），加入少量饱和盐水，用竹签充分搅拌成混悬液，并除去大块粪渣。

（2）加入饱和盐水至接近瓶口，挑去漂浮于液面的杂质，再用滴管慢慢滴加饱和盐水，至液面略高于瓶口但不溢出为止。

（3）在瓶口覆盖一张洁净的载玻片，使其恰好与液面完全接触，注意避免产生气泡，将其静置 15~20 分钟。

（4）将载玻片提起并迅速翻转，勿使载玻片上的粪液流失或干燥。

（5）盖上盖玻片，立即镜检。

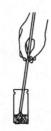 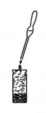

（1）自粪便不同处挑取如　　（2）用竹签搅匀粪便，　　（3）取一载玻片水平
黄豆粒大小的粪块，　　　　然后注满饱和盐　　　　覆盖于瓶口上，
置于盛有少量饱和盐　　　　水，使液面略凸出　　　静止15分钟
水的青霉素小瓶中　　　　瓶口，但不外溢

（4）如图向上垂直提起玻片　　（5）迅速翻转，加上盖玻片镜检

图 5-1　饱和盐水浮聚法

（三）水洗沉淀法（自然沉淀法）

本法利用虫卵比重较水大，可自然沉淀于杯底的原理进行检查，适用于大量收集虫卵，但较费时为其缺点。操作方法具体如下。

（1）取 30g 粪便放入搪瓷杯内，加入 10~20 倍的清水，充分搅拌成粪浆。

（2）用纱布或铜丝筛将粪浆滤于 500ml 锥形量杯中，并加水至 500ml 处，静置 20~30 分钟。

（3）将上层液弃去，换加清水，20~30 分钟后再如上法操作，直到上层液澄清为止。将上层液弃去，取沉渣进行镜检。

（四）钩蚴试管培养法

钩蚴试管培养法是根据钩虫卵在适宜的条件下（温暖、潮湿的环境中）能在短期内（3~5 天）孵出幼虫，以及钩蚴具有向温性、向湿性的特性而设计的。该培养法所需设备简单，在没有显微镜时也能做出病原学诊断，且操作简便，检出率高，适用于在农村进行钩蚴的大规模检查，但培养需要一定的时间，不能即时得出结果。其具体操作步骤如下（图 5-2）。

（1）将滤纸剪成与试管等宽而长度略短于试管的"T"字形纸条。也可先剪成"十"字形纸条，对折后呈"T"字形。将滤纸条沿长轴纵折以保持坚挺。

（2）取待检粪便 0.5g（约花生仁大小），均匀涂布于滤纸条竖向的上部 2/3 处。

（3）将已涂好粪便的"T"字形滤纸条插入盛有 2~3ml 蒸馏水或冷开水（防止被自由生活的虫体感染）的试管内。纸条下端浸入水中，但勿使粪便与水接触，以免粪渣落入

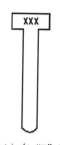

（1）在"T"型滤纸的横条上写好受检者的姓名和编号

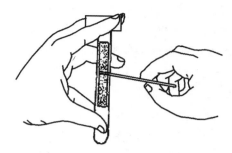

（2）挑取花生仁大小的粪便，均匀涂布于滤纸条的中间部分

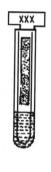

（3）将涂有粪便的滤纸放入盛有1ml冷开水的试管中，经20~30℃恒温培养

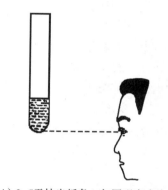

（4）3~5天抽出纸条，如图观察水中钩蚴

图5-2　钩蚴试管培养法

水中，影响观察。

（4）在试管上贴上标签，并写上受检者的姓名或编号。

（5）将试管置于27℃左右的孵箱内培养，逐日观察温度并补充试管蒸发掉的水分。

（6）培养3～5天，钩虫卵即可孵出钩蚴，并沿滤纸条移至管底的水中。

（7）将滤纸条取出，用肉眼或放大镜观察钩蚴在水中做"S"字形运动。

（8）如需定量检查，可滴加碘液杀死钩蚴后，收集全部虫体进行计数。如数目太多可加水稀释5～10倍，再取定量液体镜检计数。

（五）沉淀孵化法

在适宜的条件下，某些吸虫卵内毛蚴在水中可较快孵化，且毛蚴有向上、向光和向清的特点，将聚集于水表层做直线运动，易于查见，在短时间内可判断结果。本方法适用于疑是吸虫病，但多次直接涂片粪检呈阴性者，或于流行区进行普查时采用。操作方法具体如下。

（1）将水洗沉淀法获得的沉渣倒入清洁的三角烧瓶中，加无氯自来水至瓶口，将三角烧瓶置于 25～30℃ 环境中孵化 2～6 小时。

（2）用肉眼或放大镜观察三角烧瓶颈处，如见水面下有白色针尖大小点状物做直线来回游动，即可诊断为吸虫的毛蚴。

【注意事项】

1. 直接涂片法

（1）滴加生理盐水的量视粪便的性状而定，不宜过多或过少。

（2）粪便的厚薄以能透过粪膜略能辨认报纸字迹为宜。

（3）检查结果为"阴性"时，应连续检查 3 张涂片。

2. 饱和盐水浮聚法

（1）饱和盐水应加至瓶口，液面稍突出，此时盖上载玻片正好可与液面接触，过少可出现气泡，过多则外溢，都影响检查结果。

（2）粪块要充分搅拌，使虫卵分离出来，并漂浮于液面，以提高检出率。如有浮于液面的大块粪渣，应挑出。

（3）浮聚时间不宜过久，以防虫卵变形。

3. 水洗沉淀法（自然沉淀法）

该方法费时较长，常常作为用其他方法检测前的浓聚虫卵之用。

4. 钩蚴试管培养法

（1）取粪便量不宜过多，如需计数，应精确称取粪便量。涂布粪便时，厚薄要均匀。

（2）观察结果时，应注意与其他线虫的幼虫进行区别。

（3）小心操作，勿使虫体与皮肤接触。

5. 沉淀孵化法

使用该法应注意将获得的虫卵与水中漂浮的沉渣或其他水虫相区别，必要时可以用吸管将毛蚴吸出进行镜检。

【实验报告】

你用什么方法查出了什么虫卵？请绘虫卵图。如果没有查出请说明原因。

（龙光宇　谢　燚）

第二节　肛门周围虫卵检查

【实验目的】

（1）掌握肛门周围虫卵检查的原理和应用。

（2）了解肛门周围虫卵检查的操作过程和注意事项。

【标本与器材】

宽 2cm 透明胶纸带、载玻片、显微镜、棉签、生理盐水、饱和盐水、漂浮瓶。

【实验内容】

蛲虫多在夜间移行至患者肛周产卵，某些绦虫孕节排出时，可污染肛门周围，从肛门周围粘取虫卵，是诊断上述虫种独特而有效的方法。

1. 透明胶纸肛周拭擦法

(1)市售透明胶纸(以 2cm 宽者为宜)剪至 3～5cm 长，贴于干净载玻片上备用。

(2)检查时，先将此胶纸掀起，将有胶的一面在受检者肛门周围皱襞上粘拭，务必使胶面与肛门皱襞充分接触，粘拭后再将胶纸贴于原载玻片上。

(3)将胶纸展平，即可镜检。

2. 棉拭漂浮法

(1)取一只棉签在生理盐水中稍加湿润，于受检查者肛门皱襞上揩拭。

(2)揩拭后的棉签放于漂浮瓶内，加饱和盐水至 1/3 处，充分洗刷后迅速提起棉签，并于杯壁上挤去盐水。

(3)加饱和盐水至瓶口，盖以载玻片，漂浮 10～30 分钟后，取下载玻片镜检。

【注意事项】

(1)使用透明胶纸肛周拭擦法镜检时，若胶纸不平整，可在胶纸下面滴加二甲苯，使胶纸平展，虫卵清晰，以便于观察。

(2)在棉拭漂浮法中，饱和盐水应加至瓶口，使液面稍突出，此时盖上载玻片正好与液面接触，加液过少可出现气泡，过多则外溢，都影响检查结果；浮聚时间不宜过久，以防虫卵变形。

【实验报告】

制作调查表，将全班检查结果进行统计，计算感染率。

(石学魁)

第三节　血液中寄生虫的检查

【实验目的】

(1)掌握血涂片的制作及其原理。

(2)了解常见寄生虫血涂片的制作方法、注意事项和结果观察。

(3)了解血涂片染料的制作、染色方法。

【标本与器材】

75％的酒精、采血针、推片、载玻片、吉氏染液、甲醇、滴管、刻度管、瑞氏染液、盐酸、伊红、品蓝染液、缓冲液。

【实验内容】

(一)微丝蚴检查

(1)自患者耳垂取血 3 大滴滴于载玻片上，用另一玻片角将血滴涂成 1.5cm×2.5cm 的长方形厚血膜(血膜厚薄应均匀，边缘要整齐)，自然晾干。

(2)将已干的玻片放入清水中 5～10 分钟，溶血，自水中取出置显微镜下趁湿观察，微丝蚴极易辨认。

(3)如欲观察结构并鉴定虫种，则需染色后再镜检。一般用吉氏染液、瑞氏染液或品蓝染液染色。其中以品蓝染液染色经济、简便、效果好。

（4）品蓝染液的配制及染色方法。品蓝染液包括Ⅰ液（品蓝溶液）和Ⅱ液（伊红酸酒精溶液）。取品蓝 5g，溶于 300ml 蒸馏水中，加热溶解。取高锰酸钾 3g 溶于 100ml 蒸馏水中，待溶解后，将其倒入品蓝溶液内搅拌混均。煮沸 30 分钟，冷却后补充失去的水分，过滤备用，即制成Ⅰ液。

将一当量浓度的盐酸 4ml，伊红（或品红）0.25g，加 95％酒精至 100ml，待伊红溶解，过滤后即制成Ⅱ液。

染色时将溶去红细胞的厚血膜用甲醇固定，晾干，置入Ⅱ液中染色 10 秒，取出用清水充分清洗干净，再放入Ⅰ液中染色 10 秒，水洗，待干后镜检。

（二）疟原虫检查

1. 疟原虫厚、薄血膜的制作（图 5－3）

厚、薄血膜的准确检查和虫种的鉴定，取决于制作血膜时是否使用绝对干净的脱脂玻片。旧的（无划痕的）载玻片首先要用去污剂清洗，然后用 70％乙醇清洗，使用前需干燥。

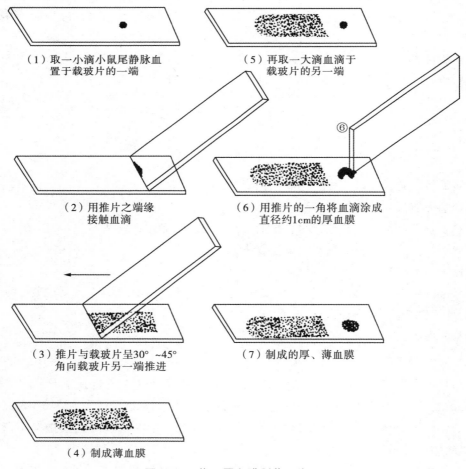

（1）取一小滴小鼠尾静脉血置于载玻片的一端
（2）用推片之端缘接触血滴
（3）推片与载玻片呈30°~45°角向载玻片另一端推进
（4）制成薄血膜
（5）再取一大滴血滴于载玻片的另一端
（6）用推片的一角将血滴涂成直径约1cm的厚血膜
（7）制成的厚、薄血膜

图 5－3 薄、厚血膜制作示意图

(1)薄血膜的制作：理想的薄血膜，应是一层均匀分布的血细胞，血细胞之间无空隙，并且血膜末端呈扫帚状。血膜上有洞说明载玻片上有脂肪。血量适度、推的方向一致、用力均匀、推片与载玻片之间的角度适当是血膜制作成功的关键。

1)用取血针刺破小白鼠眼球，使血流入加有抗凝剂的培养皿内，混匀、待用。或用取血针自小白鼠尾尖部刺入 2～4mm 深处后取出，稍加挤压，即有血液流出（为得到更大量的血，可先将小白鼠尾在热水中浸泡一下，揩干尾部后再取）。

2)操作者左手持载玻片，拇指和食指分别夹住载玻片两端；右手持推片，拇指与食指分别夹住推片两侧缘。

3)用推片一端边缘的一角，在培养皿内取米粒大的一小滴血，置于载玻片中部，使推片与载玻片之间的角度为 30°～45°，待血滴沿推片边缘扩展开后，右手向左，以均匀速度推动推片，即制成薄血膜。

(2)厚血膜的制作和溶血：制作标本时，应将厚血膜涂于薄血膜的另一端以便于观察。

1)用推片的一角取一大滴血，涂成直径约为 1cm、厚度均匀的血膜（若血量太大或载玻片上有脂肪残留，在染色过程中血膜可能成片脱落）。

2)将该血膜在无尘环境中空气干燥（室温），由于加热可使血液固定而致染料残留，故不能加热。

3)待血膜干燥后，用吸管滴 1～2 滴甲醇于薄血膜上，以固定薄血膜，切勿将甲醇浸及厚血膜。

4)待薄血膜上甲醇干后，将血膜斜放（血膜面向下）浸入蒸馏水中，以刚好浸及厚血膜而不浸及薄血膜为度。

5)待厚血膜颜色由红色变成灰白色时，取出晾干，加甲醇 1～2 滴固定。从耳垂消毒处取血 1/3 滴，滴于玻片中部。取另一玻片，将其一端边缘与血滴相接触（两玻片呈45°角），待血液沿边缘展开后，立即向一端迅速推出，做成薄血膜涂片。当血片自然晾干后染色镜检。

2. 疟原虫厚、薄血膜的染色

(1)染液配制：具体如下。

1)吉氏染液：

吉氏染粉	1.0g
甘油（中性）	50.0ml
甲醇（纯，不含醋酮）	50.0ml

将吉氏染粉 1.0g 置乳钵中，先加少量甘油研磨，然后逐渐加甘油，直至 50ml 全部加入。充分研碎后倒入棕色瓶内。用甲醇冲洗乳钵内的染液，也倒入棕色瓶内，直至 50ml 甲醇全部冲洗完，加瓶塞后摇均匀，置 60℃ 水浴内，使其充分溶化。放置 1～2 周，过滤后便可使用。

2)瑞氏染液：

瑞氏染粉	0.1～0.5g

甘油（中性）	3ml
甲醇（纯，不含醋酮）	97ml

将瑞氏染粉加入甘油中充分研磨，然后加入甲醇，再研磨，最后倒入棕色瓶内，研钵内染液经甲醇分次冲洗后皆倒入瓶内，直至最后将97ml甲醇全部加入。将液体摇匀，一般放置1～2周后过滤应用，效果较好。

3）缓冲液：

甲　液	磷酸氢二钠	9.5g
蒸馏水		1000ml
乙　液	磷酸氢二钾	9.07g
蒸馏水		1000ml

甲液、乙液分别保存于玻瓶中，应用时可根据下列标准临时配制（表5-1）。

表5-1　缓冲液的配制标准

pH 值	甲液（ml）	乙液（ml）	蒸馏水（ml）
6.6	37	63	900
6.8	49	51	900
7.0	63	37	900
7.2	73	27	900
7.4	81	19	900

（2）染色方法：具体如下。

1）吉氏染液染色方法：将吉氏染液用缓冲液（pH7.0～7.2）稀释（1份染液加19份缓冲液）备用。涂好的薄血膜涂片，晾干后用甲醇固定2分钟。用滴管把稀释的吉氏染液滴于已固定的血膜上，染色30分钟后，用缓冲液轻轻冲去玻片上的染液，并斜置玻片。待玻片全部晾干后即可检查。如无缓冲液，可用普通水代替。

若厚、薄血膜同在一张玻片上时，可用甲醇小心地只固定薄血膜，然后将染液滴加于血片上，此时对薄血膜起到染色作用，对厚血膜可起到溶血及染色的双重作用。

2）瑞氏染液染色方法：如为薄血膜涂片，可用滴管直接滴加染液于血膜上，使其覆盖全部血膜。约30秒，血膜被染液中甲醇充分固定，然后滴加等量的缓冲液或新鲜蒸馏水（pH值7.0）。轻轻晃动玻片，使染液与水混合均匀，静置3～5分钟，使血膜充分被染液染色。再用缓冲液或自来水轻轻冲洗玻片，晾干后即可镜检。

若厚、薄血膜同在一张玻片时，应先在厚血膜上加几滴水，使其溶血，然后再加染液，覆盖厚、薄血膜，按薄血涂片的染色法进行操作。

【注意事项】

1. 微丝蚴检查

班氏丝虫和马来丝虫微丝蚴都有夜现周期性，检查微丝蚴时，应于夜间9时后采血。

2. 疟原虫检查

(1)瑞氏染液染色时间随每批染剂配制的不同而异，气温对染色也有一定的影响。因此每批新染液在使用前都应试染几张，以求得适宜的染色时间。

(2)血膜上如已滴加染液，不论是否已加入缓冲液，都不能再使血膜变干，否则血膜易出现染料渣滓，影响观察。如遇此种情况时，可再滴加瑞氏染液或甲醇数滴，把沉渣重新溶解。但时间不宜过长，以防血片褪色。

(3)厚血片要充分干燥后再染色，否则血膜易脱落。

(4)吉氏染液的染色时间随稀释情况而异。染液浓度高时，染色时间短；染液浓度低时，染色时间长。染液要临时配制，过夜再用会影响染色效果。

(5)涂片中易与疟原虫混淆的物质有血小板、白细胞碎屑、染液渣滓等，镜检时应注意区别。

【实验报告】

写出疟原虫检查血涂片的操作过程、观察结果和注意事项。

（运晨霞　石学魁）

第四节　体表寄生虫的检查

【实验目的】

(1)掌握蠕形螨常用检查方法的原理和应用。

(2)了解蠕形螨常用检查方法的操作过程和注意事项。

【标本与器材】

显微镜、手术刀片或一次性采血针、载玻片、盖玻片、甘油、透明胶纸。

【实验内容】

蠕形螨好发部位以面部、鼻、颊、额部多见，常用以下三种方法进行检查。

1. 挤压刮取涂片法(简称挤刮法)

(1)用双手食指在受检者鼻翼两侧挤压，挤压力度应使毛囊、皮脂腺内分泌物溢出。

(2)再用手术刀片或一次性采血针钝端刮取分泌物，置载玻片上涂匀，滴加甘油。

(3)盖上盖玻片，镜检。

2. 透明胶纸粘贴法(简称粘贴法)

(1)将胶纸剪为 5cm×1cm 大小，贴于洁净载玻片上，受检者每人一片。

(2)嘱咐受检者于睡觉前用温水洗脸并擦干，将胶带纸贴在鼻尖及鼻翼两侧，用手按压，使胶带纸能完全贴紧皮肤，过夜。

(3)次日清晨取下胶带纸，平贴于载玻片上，镜检。

3. 挤贴法

(1)用拇指、食指挤压鼻尖及鼻翼两侧。

(2)将透明胶带剪成适当大小，粘贴在受检部位皮肤鼻翼两侧、鼻尖处。

(3)将透明胶纸平贴于载玻片上,镜检。

【注意事项】

(1)胶纸要粘平,不要有气泡。

(2)挤刮法应避开皮损合并严重感染的病灶处。

(3)粘贴法对胶纸过敏者、面部有急性炎症者慎用。

(4)受检者粘贴不规范、面部未洗干净、粘贴不牢等都对结果有一定影响,故粘贴法不适合于临床诊断检查。

附:标本镜检顺序

镜检标本必须按照下图所示的顺序(图 5-4)依次观察,不得遗漏,以免影响检出结果的准确性。

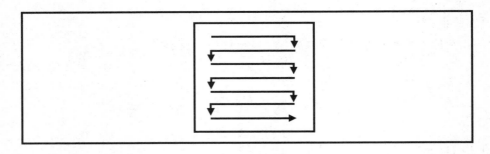

图 5-4　标本观察顺序

(姜伯劲　莫海英)

下 篇

学习指导

第一章　人体寄生虫学总论

【学习指导】

1. 学习内容

掌握：寄生、寄生虫、宿主、寄生虫生活史的概念。

熟悉：寄生虫的致病机制，宿主对寄生虫的抵抗机制。

了解：常见人体寄生虫的种类，寄生虫病流行的基本环节、影响因素、流行特点及防治原则。

2. 重、难点分析

重点：寄生虫、宿主、寄生虫生活史的概念和类别，寄生虫对宿主的作用。

难点：保虫宿主、转续宿主的概念，寄生虫病的特点，非消除性免疫的机制。

【习题】

一、填空题

1. 人体寄生虫学由_____、_____和_____三部分组成。

2. 联合国开发计划署、世界银行和世界卫生组织热带病特别规划署等共同提出的热带病特别规划中，要求重点防治的 10 种主要热带病中，有 7 种是寄生虫病，即_____、_____、_____、_____、_____、_____和_____。

3. 两种生物生活在一起，其中一方受益，另一方受害的关系称为_____。受益的一方称为_____，若寄生物为动物则称为_____；受害的一方称为_____。

4. 寄生在宿主体内组织、器官或细胞内的寄生虫叫_____。

5. 既可营自生生活，又能营寄生生活的寄生虫叫_____。

6. 寄生虫的幼虫或无性生殖阶段寄生的宿主叫_____。

7. 寄生虫发育的整个过程称_____。

8. 寄生虫生活史类型主要以是否需要_____划分。

9. 寄生虫对宿主的主要危害有_____、_____、_____和_____。

10. 寄生虫与宿主相互作用结果为_____、_____和_____。

11. 宿主对寄生虫的影响主要表现为_____。

12. 宿主能完全清除体内的寄生虫，并对再感染产生完全的稳固的免疫力，这种获得性免疫类型称为_____。

13. 根据寄生虫幼虫侵犯的部位及临床症状的不同，幼虫移行症可分为_____和_____。

14. 幼虫移行症的特征是在器官损害的同时伴有_____增多，血中_____及_____水平升高等超敏反应征象。

15. 寄生虫病流行的基本环节为_____、_____和_____。

16. 医学寄生虫的侵入途径主要有_____、_____、_____、_____、_____。

17. 影响寄生虫病流行的因素为_____、_____和_____。

二、单选题

1. 寄生在宿主体外的寄生虫叫（　　　）

　　A. 体外寄生虫

　　B. 体内寄生虫

　　C. 兼性寄生虫

　　D. 永久性寄生虫

　　E. 暂时性寄生虫

2. 寄生虫侵入人体后能继续发育或繁殖的阶段是（　　　）

　　A. 诊断阶段

　　B. 致病阶段

　　C. 感染阶段

　　D. 游移阶段

　　E. 寄生阶段

3. 专性寄生虫是（　　　）

　　A. 成虫营自生生活的寄生虫

　　B. 幼虫营自生生活的寄生虫

　　C. 既可营自生生活，又可营寄生生活的寄生虫

　　D. 成虫和幼虫均营自生生活的寄生虫

　　E. 寄生虫生活史全部阶段，或至少有部分阶段营寄生生活的寄生虫

4. 机会致病寄生虫是（　　　）

　　A. 偶然感染的寄生虫

　　B. 感染非正常宿主的寄生虫

　　C. 暂时寄生的寄生虫

　　D. 免疫功能低下时致病的寄生虫

　　E. 免疫功能正常时致病的寄生虫

5. 人畜共患寄生虫病中人主要作为（　　　）

    A. 保虫宿主

    B. 转续宿主

    C. 终宿主

    D. 第一中间宿主

    E. 第二中间宿主

6. 寄生虫生活史的世代交替是指（　　　）

    A. 有宿主更换

    B. 水生、陆生更换

    C. 自由生活与寄生生活更换

    D. 有性生殖和无性生殖交替

    E. 卵生与胎生交替

7. 不属于寄生虫对宿主的机械性损伤的是（　　　）

    A. 阻塞腔道

    B. 夺取营养

    C. 压迫组织

    D. 吸附作用

    E. 破坏细胞

8. 可诱导变态反应的寄生虫抗原有（　　　）

    A. 表面和虫体抗原

    B. 代谢产物抗原

    C. 绦虫的囊液和线虫的蜕皮液

    D. 死亡虫体的分解产物

    E. 以上全部

9. 带虫免疫常见于（　　　）

    A. 日本血吸虫感染

    B. 丝虫感染

    C. 旋毛虫感染

    D. 疟原虫感染

    E. 刚地弓形虫感染

10. 伴随免疫主要见于（　　　）

    A. 丝虫感染

    B. 日本血吸虫感染

    C. 疟原虫感染

    D. 旋毛虫感染

    E. 包虫感染

11. 患幼虫移行症的脊椎动物，其体内的寄生虫是（　　）

    A. 处于滞育状态的成虫

    B. 处于滞育状态的幼虫

    C. 处于滞育状态的雌虫

    D. 处于滞育状态的雄虫

    E. 不能长期存活

12. 寄生虫病的流行特点有（　　）

    A. 无季节性

    B. 仅有季节性

    C. 无地方性

    D. 仅有地方性

    E. 既有地方性，又有季节性

13. 影响寄生虫病流行的生物因素是（　　）

    A. 寄生虫病患者的存在

    B. 感染的脊椎动物的存在

    C. 中间宿主或传播媒介的存在

    D. 带虫者的存在

    E. 健康人群的存在

14. 不属于寄生虫病传染源的是（　　）

    A. 感染的中间宿主

    B. 带虫者

    C. 感染的家畜

    D. 感染的野生动物

    E. 寄生虫病患者

15. 寄生虫病的流行特点是（　　）

    A. 易在卫生习惯差的人群中流行

    B. 常有暴发流行

    C. 地方性、季节性和自然疫源性

    D. 都是由动物传染给人

    E. 普遍性，全国均可流行

16. 下列关于寄生虫病自然疫源地所具备的条件的叙述，错误的是（　　）

    A. 原始森林和荒漠地区

    B. 寄生虫病在脊椎动物之间传播

    C. 不需要人的参与

    D. 人类偶然进入该地区后，寄生虫可通过一定途径传播给人

    E. 寄生虫仅在媒介昆虫之间传播

17. 确诊寄生虫病的检验方法是（　　　）

  A. 病原学检查

  B. 免疫学检查

  C. 动物学接种

  D. 活组织检查

  E. 分子生物学检查

三、名词解释

1. 寄生生活

2. 终宿主

3. 中间宿主

4. 保虫宿主

5. 转续宿主

6. 生活史

7. 机会致病

8. 感染阶段

9. 世代交替

10. 人畜共患寄生虫病

11. 非消除性免疫

12. 伴随免疫

13. 带虫免疫

14. 带虫者

15. 幼虫移行症

16. 异位寄生

四、问答题

1. 阐述寄生虫生活史的类型，并举例说明。

2. 寄生虫对宿主可造成哪些损害？

3. 简述宿主与寄生虫相互作用的结果。

4. 阐述抗寄生虫的获得性免疫的类型。

5. 医学寄生虫的主要侵入途径有哪些？举例说明。

6. 阐述寄生虫病的流行特点。

7. 阐述寄生虫病的防治原则。

8. 根据寄生虫病流行的基本环节，你认为防治寄生虫病的主要措施有哪些？

（秦秋红）

第二章 医学蠕虫

第一节 线虫纲

【学习指导】

1. 学习内容

掌握：蛔虫、钩虫、蛲虫、鞭虫的形态、生活史、致病和病原诊断方法，注意各种线虫成虫和虫卵的形态鉴别。

熟悉：旋毛虫的形态、生活史、致病和病原学诊断方法。

了解：线虫的形态，蛔虫病、钩虫病、蛲虫病、鞭虫病的流行与防治，丝虫和其他人体寄生线虫的形态、生活史、致病和病原诊断方法。

2. 重、难点分析

重点：蛔虫、钩虫、蛲虫、鞭虫的形态和生活史特点，几种线虫的形态区别与生活史差异。

难点：几种线虫的形态区别与生活史差异。

【习题】

一、填空题

1. 线虫的生活史类型有_____、_____。

2. 通过手-口感染的线虫主要有_____、_____、_____。

3. 雌虫产幼虫的线虫有_____和_____。

4. 线虫的基本发育阶段分为_____、_____和_____。

5. 蛔虫病的流行因素是_____、_____、_____和_____。

6. 蛔虫常引起_____、_____、_____等并发症。

7. 引起钩虫患者贫血的原因是_____、_____、_____和_____。

8. _____为卵椭圆形、无色透明，卵内含 4 个细胞或多个细胞，卵细胞与卵壳有明显的空隙。

9. 钩虫成虫为"S"形的是_____，"C"形的是_____。

10. 钩虫幼虫对人体的危害主要是引起_____和_____。

11. 诊断钩虫病常用的粪检方法中，采用_____法检查虫卵；采用_____法检查幼虫。

12. 蠕形住肠线虫成虫前端角皮膨大形成_____，咽管末端膨大呈球形，称为_____。

13. 蠕形住肠线虫成虫通常在宿主_____时在_____产卵，所以蛲虫病最常用的实验室诊断方法为_____，检查时间应在_____。

14. 检查蛲虫感染，通常采用_____法或_____法。

15. 儿童夜间烦躁、睡眠不安、频繁搔抓肛门，可能是感染_____所致，此时可在肛门周围检获_____。

16. 毛首鞭形线虫成虫主要寄生在人体的_____。

17. 鞭虫病是由于人摄入被_____污染的食物或水而感染的。

18. 旋毛形线虫的_____和_____寄生在同一宿主体内，但完成生活史必须_____宿主。

19. 人体感染旋毛虫病主要是由于食入含_____的_____而引起的。

20. 旋毛形线虫的成虫主要寄生在人体的_____内，幼虫寄生在人体的_____。

21. 旋毛形线虫对人的危害可分为_____、_____和_____三期。

22. 诊断旋毛虫病最常用的病原学方法是_____，查出_____即可确诊。

23. 治疗旋毛虫病疗效最好的药物是_____，它既可以杀死肠内的_____、_____，也可以杀死肌肉中的_____。

24. 丝虫病的临床表现分为_____和_____两期。

25. 丝虫的感染期幼虫称为_____，寄生于_____。

26. 丝虫的成虫寄生于人体的_____和_____内，雌雄虫交配产出_____。

27. 丝虫引起的淋巴管炎特点是_____，俗称_____。

28. 丝虫的微丝蚴白天滞留在_____中，夜晚则出现于_____，这种现象称_____。

29. 丝虫感染引起急性_____、_____的同时，多伴有畏寒、发热、四肢酸痛等全身症状，称为_____。

30. 班氏丝虫感染的患者发展为慢性期阻塞病变时，常见的病变有_____、_____、_____。

31. 广州管圆线虫成虫寄生于鼠的_____。

32. 广州管圆线虫幼虫寄生于人体可引起_____。

33. 福寿螺为广州管圆线虫的_____宿主。

34. 猪巨吻棘头虫成虫寄生于人体＿＿＿＿＿＿＿＿，以＿＿＿＿＿＿＿＿附于肠黏膜上。

35. 猪巨吻棘头虫的终宿主主要是＿＿＿＿＿＿＿＿，其中间宿主是＿＿＿＿＿＿＿＿。

二、单选题

1. 似蚓蛔线虫的感染阶段是（　　　）
    A. 感染期虫卵
    B. 杆状蚴
    C. 受精卵
    D. 未受精卵
    E. 幼虫

2. 下列关于似蚓蛔线虫的描述，错误的是（　　　）
    A. 是人体肠道寄生线虫中最大的寄生虫
    B. 口孔周围有 3 个呈"品"字排列的唇瓣
    C. 雄虫尾端向腹面弯曲，雌虫则直而钝
    D. 生殖器官雌虫为双管型，雄虫为单管型
    E. 生殖器官均为单管型

3. 似蚓蛔线虫产卵量大，每一雌虫每天排卵约（　　　）
    A. 1 万余个
    B. 10 余万个
    C. 20 余万个
    D. 40 余万个
    E. 60 余万个

4. 一儿童突然腹痛，以剑突下偏右侧阵发性绞痛为特点，患儿坐卧不安，伴有呕吐。体检除剑突右下侧有压痛外，无反跳痛或肌紧张。询问病史，曾有 2 次类似症状，但较轻，后自行缓解，此儿童患（　　　）
    A. 蛔虫性肠梗阻
    B. 蛔虫性肠穿孔
    C. 胆道蛔虫病
    D. 布氏姜片虫病
    E. 华支睾吸虫病

5. 寄生于人体肠道的线虫中体型最大者为（　　　）
    A. 似蚓蛔线虫
    B. 毛首鞭形线虫
    C. 钩虫
    D. 丝虫
    E. 猪巨吻棘头虫

6. 似蚓蛔线虫卵的蛋白质膜脱落后，卵壳呈无色透明，易与（　　　）混淆。
    A. 钩虫卵

B. 毛首鞭形线虫卵

C. 蠕形住肠线虫卵

D. 猪巨吻棘头虫卵

E. 微小膜壳绦虫卵

7. 不是由似蚓蛔线虫引起的表现是（　　）

    A. 腹痛

    B. 肠梗阻

    C. 咳嗽

    D. 急性胆管阻塞

    E. 全身肌肉疼痛

8. 似蚓蛔线虫卵壳很厚，对外界化学物质抵抗力最强的是（　　）

    A. 蛋白质膜

    B. 受精膜

    C. 壳质层

    D. 蛔苷层

    E. 以上均是

9. 患者突发性右上腹绞痛，并向右肩背、下腹部放射，疼痛间歇性加重，伴恶心、呕吐，应考虑（　　）

    A. 钩虫病

    B. 胆道蛔虫病

    C. 旋毛虫病

    D. 蠕形住肠线虫病

    E. 猪巨吻棘头虫病

10. 关于似蚓蛔线虫和钩虫，下列说法正确的是（　　）

    A. 均经皮肤感染

    B. 均经口感染

    C. 均经肺部移行

    D. 以宿主肠内容物为食

    E. 寄生在大肠

11. 在蛔虫与钩虫的生活史中，相似的点为（　　）

    A. 感染阶段都是虫卵

    B. 均经口感染

    C. 在宿主体内须经过血-肺移行

    D. 均经皮肤感染

    E. 都需要中间宿主

12. 下列关于蛔虫生活史的描述，错误的是（　　）

    A. 蛔虫卵经口食入而感染

B. 幼虫不在人体内移行和蜕皮

C. 成虫寄生在小肠内

D. 成虫有钻孔习性

E. 每条雌虫产卵约 24 万个/天

13. 产卵量最大的线虫是（　　　）

A. 美洲钩虫

B. 蛔虫

C. 蛲虫

D. 鞭虫

E. 十二指肠钩虫

14. 蛔虫卵形态与其他线虫卵相比主要不同点是（　　　）

A. 椭圆形

B. 卵壳透明

C. 卵内含幼虫

D. 棕黄色

E. 有明显的凸凹不平的蛋白膜

15. 对已确诊患有蛔虫病的患者应彻底治疗，否则除（　　　）外以下并发症都会发生。

A. 胆道蛔虫病

B. 蛔虫性肠梗阻

C. 蛔虫性阑尾炎

D. 蛔虫性肠穿孔

E. 蛔虫性哮喘

16. 蛔虫引起并发症是由于（　　　）

A. 寄生于小肠

B. 钻孔习性

C. 以半消化物为食

D. 幼虫在肺部发育

E. 幼虫在人体内移行

17. 幼虫须经过在宿主体内移行后发育为成虫的线虫有（　　　）

A. 似蚓蛔线虫、毛首鞭形线虫

B. 似蚓蛔线虫、钩虫

C. 似蚓蛔线虫、蠕形住肠线虫

D. 似蚓蛔线虫、旋毛虫

E. 钩虫、毛首鞭形线虫

18. 蛔虫致病对人体危害最大的是（　　　）

A. 蛔虫性肺炎

    B. 掠夺营养

    C. 破坏肠黏膜

    D. 引起变态反应

    E. 引起并发症

19. 蛔虫成虫的寿命约为（　　）

    A. 1 年

    B. 5 年

    C. 7 年

    D. 10 年

    E. 15 年

20. 蛔虫的感染阶段是（　　）

    A. 感染期虫卵

    B. 杆状蚴

    C. 丝状蚴

    D. 蛔虫受精卵

    E. 蛔虫未受精卵

21. 对疑有蛔虫感染者首选的检查方法是（　　）

    A. 饱和盐水浮聚法

    B. 直接涂片法

    C. 透明胶纸法

    D. 离心沉淀法

    E. 自然沉淀法

22. 蛔虫病的并发症不包括（　　）

    A. 胆道蛔虫病

    B. 蛔虫性肠梗阻

    C. 蛔虫性阑尾炎

    D. 蛔虫性肠穿孔

    E. 蛔虫性哮喘

23. 钩虫的幼虫在土壤中发育包括（　　）

    A. 第一、第二期杆状蚴

    B. 杆状蚴、腊肠蚴、丝状蚴

    C. 第一、第二期杆状蚴，丝状蚴

    D. 第一、第二期杆状蚴，微丝蚴

    E. 杆状蚴、丝状蚴、微丝蚴

24. 钩虫的感染阶段是（　　）

    A. 含蚴卵

    B. 丝状蚴

C. 杆状蚴

D. 微丝蚴

E. 成虫

25. 诊断钩虫病的最佳方法为（　　　）

A. 直接涂片法

B. 钩蚴培养法

C. 饱和盐水浮聚法

D. 自然沉淀法

E. 改良加藤法

26. 治疗具有严重贫血的钩虫病患者应（　　　）

A. 立即驱虫，再纠正贫血

B. 先纠正贫血，再驱虫

C. 驱虫与治疗贫血同时进行

D. 只需驱虫，不必治疗贫血

E. 只需治疗贫血，不必驱虫

27. 钩虫成虫的寄生部位为（　　　）

A. 盲肠

B. 小肠

C. 肺

D. 淋巴结

E. 红细胞内

28. 可引起小细胞低色素性贫血的寄生虫是（　　　）

A. 似蚓蛔线虫

B. 毛首鞭形线虫

C. 钩虫

D. 蠕形住肠线虫

E. 丝虫

29. 感染性幼虫侵入人体可引起皮炎的是（　　　）

A. 似蚓蛔线虫

B. 蠕形住肠线虫

C. 丝虫

D. 旋毛虫

E. 钩虫

30. 矿井下的特殊环境有利于（　　　）的传播。

A. 丝虫

B. 旋毛虫

C. 钩虫

     D. 猪巨吻棘头虫

     E. 似蚓蛔线虫

31. 不属于钩虫卵特点的是（　　　）

     A. 椭圆形

     B. 卵壳薄

     C. 无色透明

     D. 刚排出时卵内细胞可达 4 个

     E. 卵壳与细胞间有半月形空隙

32. 钩虫病的主要临床症状是（　　　）

     A. 钩蚴性皮炎

     B. 肺部损害

     C. 消化道症状

     D. 异嗜症

     E. 贫血

33. 幼虫期引起皮肤损害的线虫是（　　　）

     A. 蛔虫

     B. 旋毛虫

     C. 丝虫

     D. 钩虫

     E. 广州管圆线虫

34. 钩虫感染人体的主要方式是（　　　）

     A. 经皮肤感染

     B. 经口感染

     C. 经媒介昆虫叮咬感染

     D. 经胎盘感染

     E. 自体感染

35. 钩虫引起异嗜症是因为（　　　）

     A. 蛋白质缺乏

     B. 铁缺乏

     C. 维生素缺乏

     D. 蛋白质、维生素均缺乏

     E. 糖类缺乏

36. 防治钩虫病的关键环节是（　　　）

     A. 消灭传播媒介

     B. 避免接触疫土

     C. 搞好食品卫生

     D. 消灭保虫宿主

E. 避免与疫水接触

37. 幼虫经宿主肺泡移行但不蜕皮的线虫是（　　　）

    A. 钩虫

    B. 蛲虫

    C. 鞭虫

    D. 蛔虫

    E. 美丽筒线虫

38. 钩虫所致贫血为（　　　）

    A. 巨幼红细胞贫血

    B. 溶血性贫血

    C. 低色素小细胞性贫血

    D. 正常细胞性贫血

    E. 镰状细胞贫血

39. 钩虫卵的形态特征之一是（　　　）

    A. 卵壳一侧有一小刺

    B. 棕黄色

    C. 壳薄

    D. 内含一个幼虫

    E. 蛋白质膜光滑

40. 婴儿钩虫病的临床特征不包括（　　　）

    A. 最常见的症状为解柏油样黑便

    B. 贫血严重

    C. 并发症多

    D. 病死率高

    E. 有异嗜症

41. 甲苯咪唑主要用于治疗（　　　）

    A. 线虫病

    B. 吸虫病

    C. 绦虫病

    D. 原虫病

    E. 蠕虫病

42. 俗称的"粪毒"是指（　　　）

    A. 尾蚴性皮炎

    B. 丹毒样皮炎

    C. 昆虫性皮炎

    D. 钩蚴性皮炎

E. 丝虫引起的"流火"

43. 能引起儿童柏油样便的线虫是(　　)

A. 蛔虫

B. 蛲虫

C. 十二指肠钩虫

D. 旋毛虫

E. 鞭虫

44. 蠕形住肠线虫主要寄生在人体的(　　)

A. 小肠

B. 结肠

C. 回盲部

D. 直肠

E. 阑尾

45. 蠕形住肠线虫的感染阶段为(　　)

A. 感染期卵

B. 幼虫

C. 杆状蚴

D. 丝状蚴

E. 微丝蚴

46. 人体感染蠕形住肠线虫的主要症状为(　　)

A. 贫血

B. 肠梗阻

C. 消化功能紊乱

D. 阴道炎、子宫内膜炎

E. 肛门及会阴部皮肤瘙痒

47. 蛲虫病的防治原则不包括(　　)

A. 治疗患者

B. 加强卫生宣传教育

C. 注意个人卫生和饮食卫生

D. 加强粪便管理

E. 防止再感染

48. 蠕形住肠线虫致病的主要机制为(　　)

A. 夺取宿主营养

B. 成虫寄生导致局部黏膜损害

C. 成虫特殊的产卵习性和产卵部位

D. 虫体代谢产物和崩解物的作用

E. 成虫的机械刺激作用

49. 可自体感染的寄生虫是（   ）

　　A. 似蚓蛔线虫

　　B. 钩虫

　　C. 旋毛形线虫

　　D. 蠕形住肠线虫

　　E. 毛首鞭形线虫

50. 防治蛲虫病的关键环节是（   ）

　　A. 治疗患者

　　B. 防蚊灭蚊

　　C. 加强粪便管理

　　D. 预防为主，防止重复感染

　　E. 消灭保虫宿主

51. 成虫产出的蛲虫卵在适宜的条件下发育为感染性卵的时间一般为（   ）

　　A. 1～2 小时

　　B. 6～8 小时

　　C. 12～15 小时

　　D. 约 24 小时

　　E. 1～2 天

52. 透明胶纸法用于检查（   ）

　　A. 肛周蛲虫卵

　　B. 蛔虫

　　C. 钩虫

　　D. 结膜吸吮线虫

　　E. 溶组织内阿米巴包囊

53. 通过肛-手-口自身感染的寄生虫是（   ）

　　A. 蛔虫

　　B. 蛲虫

　　C. 钩虫

　　D. 丝虫

　　E. 鞭虫

54. 蛲虫病易治难防的主要原因是（   ）

　　A. 成虫寿命短

　　B. 雌虫产卵量大

　　C. 虫卵抵抗力强

　　D. 生活史简单，不需要中间宿主

E. 容易反复感染

55. 关于蛲虫的叙述下列错误的是（　　）

A. 生活史简单

B. 感染率儿童高于成人，城市高于农村

C. 生活史属于间接型

D. 带虫者和患者是唯一的传染源

E. 主要通过人群的间接接触和肛门-手-口途径感染

56. 虫卵两端有透明栓的寄生虫为（　　）

A. 似蚓蛔线虫

B. 蠕形住肠线虫

C. 毛首鞭形线虫

D. 钩虫

E. 猪巨吻棘头虫

57. 毛首鞭形线虫的诊断阶段为（　　）

A. 虫卵

B. 杆状蚴

C. 丝状蚴

D. 鞭虫幼虫

E. 以上都不是

58. 重症鞭虫病患者的主要症状为（　　）

A. 烦躁不安、失眠、食欲减退

B. 消化功能紊乱、肠梗阻

C. 腹泻、便血、直肠脱垂、贫血和虚弱等

D. 并发阑尾炎、肠穿孔

E. 引起肺部感染、咳嗽和咯血

59. 毛首鞭形线虫的主要致病机制为（　　）

A. 夺取营养

B. 幼虫移行时对组织造成的损害作用

C. 虫体代谢产物所致变态反应

D. 成虫的特殊产卵习性

E. 成虫前端插入肠黏膜及黏膜下层，以组织液和血液为食，导致局部黏膜炎症

60. 鞭虫病最常用的实验室诊断方法为（　　）

A. 直接涂片法

B. 免疫诊断法

C. 肠黏膜活检

D. 透明胶纸法

E. 以上都不是

61. 鞭虫病的防治原则为（　　）

A. 治疗患者和带虫者

B. 注意环境卫生

C. 注意个人卫生

D. 加强粪便管理，保护水源

E. 以上都是

62. 下列线虫无血内移行阶段的是（　　）

A. 蛔虫

B. 钩虫

C. 鞭虫

D. 丝虫

E. 旋毛虫

63. 下列线虫中，生活史需要中间宿主的是（　　）

A. 钩虫

B. 蠕形住肠线虫

C. 似蚓蛔线虫

D. 毛首鞭形线虫

E. 丝虫

64. 通过蚊虫叮咬而传播的寄生虫是（　　）

A. 似蚓蛔线虫

B. 钩虫

C. 蠕形住肠线虫

D. 丝虫

E. 旋毛虫

65. 丝虫成虫寄生于（　　）

A. 脑

B. 肝

C. 淋巴系统

D. 血液

E. 消化道

66. 象皮肿由（　　）引起。

A. 似蚓蛔线虫

B. 毛首鞭形线虫

C. 丝虫

D. 钩虫

E. 猪巨吻棘头虫

67. 丝虫病的防治原则不包括(　　　)

　　A. 普查普治

　　B. 防蚊

　　C. 加强流行病学监测

　　D. 加强粪便管理

　　E. 灭蚊

68. 慢性阻塞性丝虫病的临床表现是(　　　)

　　A. 象皮肿

　　B. 乳糜尿

　　C. 睾丸鞘膜积液

　　D. 乳糜腹水

　　E. 以上均是

69. 晚期丝虫病最多见的体征是(　　　)

　　A. 象皮肿

　　B. 乳糜尿

　　C. 鞘膜积液

　　D. 乳糜腹水

　　E. 均不是

70. 区别班氏吴策线虫微丝蚴与马来布鲁线虫微丝蚴应观察(　　　)

　　A. 头间隙的大小

　　B. 体核的大小及排列

　　C. 尾核的有无

　　D. 体态

　　E. 以上均是

71. 生活史不需要中间宿主的寄生虫是(　　　)

　　A. 广州管圆线虫

　　B. 钩虫

　　C. 丝虫

　　D. 旋毛虫

　　E. 猪巨吻棘头虫

72. 传播班氏丝虫病的主要媒介为(　　　)

　　A. 淡色库蚊、致倦库蚊

　　B. 中华按蚊、嗜人按蚊

　　C. 微小按蚊、淡色库蚊

　　D. 大劣按蚊、致倦库蚊

E. 中华白蛉

73. 诊断丝虫病适宜的采血时间是( )

　　A. 晚 9 时至次晨 2 时

　　B. 白天

　　C. 清晨

　　D. 下午

　　E. 任何时间均可

74. 丝虫病的病原学诊断方法是( )

　　A. 厚血膜片法

　　B. 新鲜血滴法

　　C. 微丝蚴浓集法

　　D. 海群生白天诱出法

　　E. 以上均是

75. 不寄生于消化道的寄生虫是( )

　　A. 似蚓蛔线虫

　　B. 蠕形住肠线虫

　　C. 丝虫

　　D. 旋毛虫

　　E. 毛首鞭形线虫

76. 关于丝虫和疟原虫,以下说法正确的是( )

　　A. 均由蚊虫叮咬传播

　　B. 均由白蛉叮咬传播

　　C. 均是卵胎生

　　D. 中间宿主均是蚊子

　　E. 均可引起贫血

77. 丝虫的终宿主是( )

　　A. 蚊

　　B. 人

　　C. 猫

　　D. 猪

　　E. 鼠

78. 引起阴囊象皮肿的线虫是( )

　　A. 马来丝虫

　　B. 钩虫

　　C. 旋毛虫

　　D. 班氏丝虫

E. 广州管圆线虫

79. 治疗丝虫感染者的药物有（　　）

    A. 甲苯咪唑

    B. 甲硝唑

    C. 左旋咪唑

    D. 枸橼酸乙胺嗪

    E. 吡喹酮

80. 防蚊灭蚊可控制的线虫是（　　）

    A. 旋毛虫

    B. 美丽筒线虫

    C. 结膜吸吮线虫

    D. 丝虫

    E. 棘颚口线虫

81. 丝虫致病的主要阶段是（　　）

    A. 成虫

    B. 微丝蚴

    C. 感染期幼虫

    D. 丝状蚴

    E. 腊肠蚴

82. 在尿液中可查到的寄生虫发育阶段有（　　）

    A. 丝虫微丝蚴

    B. 蛲虫卵

    C. 蛔虫卵

    D. 钩虫卵

    E. 鞭虫卵

83. 查不到微丝蚴标本的是（　　）

    A. 脑脊液

    B. 鞘膜积液

    C. 尿液

    D. 腹腔积液

    E. 淋巴液

84. 班氏丝虫成虫寄生于人体的部位是（　　）

    A. 上、下肢浅部淋巴系统

    B. 上、下肢深部淋巴系统

    C. 血液系统

    D. 浅部和深部淋巴系统

E. 泌尿生殖系统淋巴管和淋巴结

85. 马来丝虫成虫的主要寄生部位是（   ）

    A. 泌尿生殖系统淋巴管和淋巴结

    B. 上、下肢深部淋巴系统

    C. 血液系统

    D. 浅部和深部淋巴系统

    E. 上、下肢浅部淋巴系统，以下肢为多见

86. 能引起人畜共患病的寄生虫为（   ）

    A. 似蚓蛔线虫

    B. 毛首鞭形线虫

    C. 蠕形住肠线虫

    D. 旋毛形线虫

    E. 钩虫

87. 关于旋毛形线虫的描述，下列错误的是（   ）

    A. 旋毛虫为一种动物源性寄生虫

    B. 在同一宿主体内即可完成生活史全过程

    C. 成虫寄生在宿主小肠内

    D. 幼虫寄生在宿主肌肉内形成囊包

    E. 感染阶段为囊包

88. 旋毛形线虫的感染方式为（   ）

    A. 经口

    B. 经皮肤

    C. 输血

    D. 媒介昆虫叮咬

    E. 直接接触感染

89. 旋毛形线虫的诊断阶段为（   ）

    A. 囊包

    B. 包囊

    C. 囊尾蚴

    D. 囊蚴

    E. 丝状蚴

90. 在旋毛虫病流行中起重要作用的传染源为（   ）

    A. 猪

    B. 兔

    C. 鸡

    D. 旋毛虫病患者

E. 蛇

91. 旋毛虫病的防治原则不包括（　　）

    A. 治疗患者

    B. 加强肉类检疫及肉类制品卫生检查

    C. 改变养猪方法，提倡圈养

    D. 管理好粪便和水源

    E. 灭鼠，搞好环境卫生

92. 雌虫直接产幼虫的线虫是（　　）

    A. 美丽筒线虫和钩虫

    B. 丝虫和旋毛虫

    C. 棘颚口线虫和蛔虫

    D. 鞭虫和蛲虫

    E. 钩虫和旋毛虫

93. 采用肌肉活检法来诊断的线虫是（　　）

    A. 蛔虫

    B. 鞭虫

    C. 旋毛虫

    D. 钩虫

    E. 蛲虫

94. 线虫幼虫期能引起肺部损害的是（　　）

    A. 鞭虫和钩虫

    B. 蛲虫和丝虫

    C. 蛔虫和钩虫

    D. 丝虫和鞭虫

    E. 蛲虫和蛔虫

95. 旋毛虫对人体具有感染性的阶段是（　　）

    A. 成虫

    B. 新生蚴

    C. 幼虫囊包

    D. 包囊

    E. 丝状蚴

96. 旋毛虫对人体的主要致病阶段是（　　）

    A. 幼虫

    B. 成虫

    C. 虫卵

    D. 包囊

E. 丝状蚴

97. 可因吃未煮熟的含感染性幼虫的褐云玛瑙螺而致感染的线虫是（　　　）

    A. 美丽筒线虫

    B. 棘颚口线虫

    C. 广州管圆线虫

    D. 旋毛形线虫

    E. 结膜吸吮线虫

98. 引起嗜酸性粒细胞增多性脑膜脑炎的线虫是（　　　）

    A. 线膜吸吮线虫幼虫

    B. 钩虫幼虫

    C. 广州管圆线虫幼虫

    D. 棘颚口线虫幼虫

    E. 美丽筒线虫幼虫

99. 人是（　　　）的非正常宿主。

    A. 旋毛虫

    B. 丝虫

    C. 猪巨吻棘头虫

    D. 毛首鞭形线虫

    E. 疟原虫

100. 诊断猪巨吻棘头虫的依据不包括（　　　）

    A. 粪检虫卵

    B. 询问流行病史

    C. 临床表现

    D. 免疫诊断

    E. 诊断性驱虫

101. 猪巨吻棘头虫的发育阶段不包括（　　　）

    A. 虫卵

    B. 棘球蚴

    C. 棘头体

    D. 感染性棘头体

    E. 成虫

102. 不列入蠕虫范围的寄生虫是（　　　）

    A. 吸虫

    B. 绦虫

    C. 线虫

    D. 棘头虫

E. 孢子虫

103. 生活史不需要中间宿主的寄生虫是（　　　）

A. 吸虫

B. 绦虫

C. 土源性线虫

D. 生物源性线虫

E. 棘头虫

104. 可引起人体自身感染的蠕虫是（　　　）

A. 蛲虫和牛带绦虫

B. 姜片虫和猪带绦虫

C. 猪带绦虫和蛲虫

D. 钩虫和猪带绦虫

E. 牛带绦虫和猪带绦虫

105. 不小心误食了被新鲜粪便污染过的食物可能会感染（　　　）

A. 姜片虫

B. 钩虫

C. 鞭虫

D. 牛带绦虫

E. 以上均不可能

106. 生物源性蠕虫在生活史发育过程中（　　　）

A. 需要转续宿主

B. 不需要中间宿主

C. 需要保虫宿主

D. 需要中间宿主

E. 不需要转续宿主

107. 蠕虫感染常伴有（　　　）增多。

A. 红细胞

B. 中性粒细胞

C. 淋巴细胞

D. 嗜酸性粒细胞

E. 嗜碱性粒细胞

108. 在正常情况下，成虫阶段具有诊断意义的蠕虫是（　　　）

A. 华支睾吸虫

B. 日本血吸虫

C. 丝虫

D. 肺吸虫

E. 蛲虫

三、名词解释

1. 丹毒样皮炎

2. 钩蚴性皮炎

3. 生物源性线虫

4. 土源性线虫

四、问答题

1. 简述蛔虫病流行广泛、感染率高的原因。

2. 蛔虫对人体的危害有哪些？举例说明。

3. 简述两种钩虫成虫的鉴别要点。

4. 简述钩虫引起宿主失血的原因。

5. 试述蛔虫与钩虫生活史的不同点。

6. 简述丝虫病患者发生慢性阻塞性病变的机制。

7. 简述旋毛形线虫对人的致病经过。

8. 似蚓蛔线虫与毛首鞭形线虫的生活史有何异同？

9. 试分析说明儿童感染蛲虫的原因。蛲虫病的流行特点是什么？

10. 通过采集粪便进行病原学检查可能确诊哪些寄生线虫病？

11. 哪些线虫经口感染？感染阶段各是什么？

12. 能导致腹泻的线虫有哪些？

第二节　吸虫纲

【学习指导】

1. 学习内容

掌握：华支睾吸虫、布氏姜片虫、并殖吸虫、日本血吸虫的形态和生活史。

熟悉：华支睾吸虫、布氏姜片虫、并殖吸虫、日本血吸虫的致病性和实验室诊断方法。

了解：华支睾吸虫、布氏姜片虫、并殖吸虫、日本血吸虫的流行和防治原则，吸虫纲的形态特征和生活史类型。

2. 重、难点分析

重点：华支睾吸虫、布氏姜片虫、并殖吸虫、日本血吸虫的形态特点和生活史特征，几种吸虫的形态鉴别与生活史差异。

难点：几种吸虫的形态鉴别与生活史差异。

【习题】

一、填空题

1. 在我国寄生于人体的吸虫主要有＿＿＿＿＿＿、＿＿＿＿＿＿、＿＿＿＿＿＿、

＿＿＿＿＿＿、＿＿＿＿＿＿。

2. 常见吸虫卵的外壳形态结构：有卵盖的是 ＿＿＿＿＿＿＿＿＿、 ＿＿＿＿＿＿＿＿＿、 ＿＿＿＿＿＿＿＿＿，有侧棘的是＿＿＿＿＿＿＿＿＿。

3. 吸虫卵排出人体时，卵内已有毛蚴的是＿＿＿＿＿＿＿＿＿、 ＿＿＿＿＿＿＿＿＿。

4. 除日本血吸虫外，其他吸虫的睾丸共同特点为＿＿＿＿＿＿＿＿＿。

5. 以囊蚴作为感染阶段的寄生虫主要有＿＿＿＿＿＿＿、 ＿＿＿＿＿＿＿、 ＿＿＿＿＿＿＿。

6. 可对人体肺部造成损害的吸虫有＿＿＿＿＿＿＿、 ＿＿＿＿＿＿＿和 ＿＿＿＿＿＿＿。

7. 治疗吸虫病首选的药物是＿＿＿＿＿＿＿＿＿。

8. 不寄生于人体肠道而可在粪便中查到虫卵的吸虫有＿＿＿＿＿＿＿、 ＿＿＿＿＿＿＿、 ＿＿＿＿＿＿＿。

9. 可采用活组织检查病原体诊断的吸虫病有＿＿＿＿＿＿＿、 ＿＿＿＿＿＿＿、 ＿＿＿＿＿＿＿。

10. 除可采用病原学诊断外，亦可用免疫学方法进行诊断或辅助诊断的吸虫病有 ＿＿＿＿＿＿＿、 ＿＿＿＿＿＿＿、 ＿＿＿＿＿＿＿。

11. 睾丸前后排列的吸虫有＿＿＿＿＿＿＿、 ＿＿＿＿＿＿＿等；睾丸呈串珠状排列的吸虫是＿＿＿＿＿＿＿。

12. 吸虫完成生活史至少需要 ＿＿＿＿＿＿＿ 个中间宿主，该中间宿主一定是＿＿＿＿＿＿＿。

13. 在人的粪便中能查到吸虫卵的可以有 ＿＿＿＿＿＿＿、 ＿＿＿＿＿＿＿、 ＿＿＿＿＿＿＿和＿＿＿＿＿＿＿。

14. 能致肝硬化的吸虫主要是＿＿＿＿＿＿＿和＿＿＿＿＿＿＿。

15. 多数吸虫的感染期是＿＿＿＿＿＿＿，而裂体吸虫的感染期是＿＿＿＿＿＿＿。

16. 华支睾吸虫的保虫宿主主要有＿＿＿＿＿＿＿。

17. 华支睾吸虫的成虫寄生于人或猫、犬等哺乳动物的＿＿＿＿＿＿＿内，其中卵随＿＿＿＿＿＿＿进入消化道，排出体外。

18. 华支睾吸虫在第一中间宿主体内发育过程为＿＿＿＿＿＿＿、 ＿＿＿＿＿＿＿、 ＿＿＿＿＿＿＿、 ＿＿＿＿＿＿＿。

19. 华支睾吸虫的感染是由于人食入淡水鱼、虾中的＿＿＿＿＿＿＿而引起。

20. 华支睾吸虫囊蚴寄生于淡水鱼最多的部位是＿＿＿＿＿＿＿。

21. 确诊华支睾吸虫的主要依据为＿＿＿＿＿＿＿。

22. 华支睾吸虫卵粪便检查的主要方法有＿＿＿＿＿＿＿、 ＿＿＿＿＿＿＿。

23. 预防华支睾吸虫感染的关键是＿＿＿＿＿＿＿。

24. 治疗华支睾吸虫病首选的药物是＿＿＿＿＿＿＿。

25. 布氏姜片吸虫成虫主要寄生在 ＿＿＿＿＿＿＿ 和 ＿＿＿＿＿＿＿ 体内，其中＿＿＿＿＿＿＿是保虫宿主。

26. 布氏姜片吸虫是人体内寄生的大型吸虫，其腹吸盘呈＿＿＿＿＿＿＿状。

27. 布氏姜片吸虫成虫寄生在人体的＿＿＿＿＿＿＿，它的中间宿主是＿＿＿＿＿＿＿。

28. _____卵是寄生于人体最大的蠕虫卵。

29. 布氏姜片吸虫确诊依据是从粪便中检获_____和_____。

30. 布氏姜片吸虫在中间宿主扁卷螺体内发育过程为_____、_____、_____、_____。

31. 肺吸虫主要寄生在肺脏，但也可寄生于_____、_____和_____。

32. 卫氏并殖吸虫成虫主要寄生在人体_____，第一中间宿主为_____，第二中间宿主为_____及_____。

33. 卫氏并殖吸虫除成虫可寄生于人体外，其_____阶段亦可在人体皮下、脑等造成损害。

34. 卫氏并殖吸虫的病原学诊断，除可取皮肤包块活组织检查外，尚可取_____和_____查找虫卵。

35. 生食或半生食溪蟹可感染的寄生虫有_____和_____。

36. 从患者痰液中查到椭圆形、不规则、金黄色、卵盖明显的虫卵，是_____卵。

37. 斯氏狸殖吸虫的终宿主是_____，感染阶段为_____，人是其_____宿主。

38. 含有_____的水体称疫水。

39. 血吸虫病根据其临床表现可分为_____、_____和_____。

40. 日本血吸虫病寄生于肠系膜静脉，虫卵主要沉积于_____和_____，虫卵可随_____排出体外。

41. 日本血吸虫的致病阶段有_____、_____、_____和_____。其中，对人体造成主要危害的是_____。

42. 日本血吸虫毛蚴侵入钉螺体内可发育成_____、_____和_____，_____可从螺体内逸出。

43. 日本血吸虫病在我国按地理环境和流行特点可分为_____、_____、_____类型。

44. 人对日本血吸虫产生的获得性免疫为_____，是由_____刺激机体产生，但仅对入侵的_____有效。

45. 晚期血吸虫病患者出现消化道大出血、腹水、脾大，其主要原因是由于_____导致_____所致。

46. 日本血吸虫成虫寄生于人体的_____，其对人体的主要致病阶段是_____，引起的主要病变是_____和_____。

二、单选题

1. 寄生于人体的吸虫中，在它们的生活史中幼虫（　　　　）

　　A. 不繁殖

　　B. 进行配子生殖

C. 进行接合生殖

D. 进行幼体增殖

E. 进行孢子生殖

2. 吸虫的发育阶段不包括（　　）

    A. 毛蚴

    B. 胞蚴

    C. 雷蚴

    D. 尾蚴

    E. 囊尾蚴

3. 吸虫的形态结构特征不包括（　　）

    A. 多为雌雄同体

    B. 虫体两侧对称

    C. 有口吸盘和腹吸盘

    D. 无消化道

    E. 无体腔

4. 吸虫生活史的中间宿主必须有（　　）

    A. 食草类哺乳动物

    B. 食肉类哺乳动物

    C. 淡水螺

    D. 淡水鱼、虾

    E. 水生植物

5. 吸虫的受精过程一般可以是（　　）

    A. 自体受精

    B. 异体受精

    C. 自体及异体受精

    D. 精子在外界停留后受精

    E. 以上都不是

6. 吸虫在终宿主体内（　　）

    A. 二分裂生殖

    B. 裂体增殖

    C. 出芽生殖

    D. 幼体增殖

    E. 产卵

7. 寄生于人体的吸虫成虫的形态构造共同点是（　　）

    A. 有口、腹吸盘

    B. 雌雄同体

    C. 有口和肛门

D. 有睾丸一对

E. 体表均有明显皮棘

8. 对四种吸虫病都有很好疗效的药物是（　　　）

　　A. 吡喹酮

　　B. 枸橼酸乙胺嗪

　　C. 氯喹

　　D. 甲硝唑

　　E. 伯氨氯喹

9. 吸虫成虫的形态特点之一为（　　　）

　　A. 没有消化道

　　B. 有完全的消化道

　　C. 肠管不分支

　　D. 有不完全的消化道

　　E. 有口囊和板齿

10. 能作为吸虫感染期的是（　　　）

　　A. 毛蚴

　　B. 虫卵

　　C. 成虫

　　D. 尾蚴

　　E. 雷蚴

11. 淡水螺类是人体吸虫的（　　　）

　　A. 第二中间宿主

　　B. 第一中间宿主

　　C. 保虫宿主

　　D. 转续宿主

　　E. 终宿主

12. 吸虫的发育繁殖方式是（　　　）

　　A. 成虫进行有性生殖

　　B. 幼虫进行无性生殖

　　C. 幼虫进行无性生殖，成虫进行有性生殖

　　D. 幼虫和成虫均进行无性生殖

　　E. 幼虫和成虫均进行有性生殖

13. 吸虫生活史共有的特点不包括（　　　）

　　A. 与水关系密切

　　B. 均有保虫宿主

　　C. 有世代交替现象

　　D. 感染阶段为囊蚴

E. 虫卵可随粪便排出

14. 常见的最小蠕虫卵是( )

    A. 布氏姜片吸虫卵

    B. 华支睾吸虫卵

    C. 卫氏并殖吸虫卵

    D. 斯氏狸殖吸虫卵

    E. 血吸虫卵

15. 华支睾吸虫的第一中间宿主是( )

    A. 拟钉螺

    B. 川卷螺

    C. 钉螺

    D. 纹沼螺

    E. 扁卷螺

16. 华支睾吸虫的第二中间宿主是( )

    A. 赤豆螺

    B. 水生植物

    C. 石蟹

    D. 淡水鱼、虾

    E. 川卷螺

17. 华支睾吸虫感染人体的方式为( )

    A. 经口感染

    B. 经媒介昆虫叮咬

    C. 经输血感染

    D. 经皮肤感染

    E. 先天性感染

18. 华支睾吸虫的感染阶段是( )

    A. 尾蚴

    B. 虫卵

    C. 囊蚴

    D. 毛蚴

    E. 胞蚴

19. 华支睾吸虫的寄生部位是( )

    A. 小肠

    B. 盲肠

    C. 十二指肠

    D. 肝胆管

E. 回盲部

20. 华支睾吸虫的传染源不包括（　　　）

    A. 患者

    B. 带虫者

    C. 淡水鱼

    D. 犬

    E. 猫

21. 华支睾吸虫对宿主要求不很严格，表现在（　　　）

    A. 可寄生于螺，也可寄生于鱼、虾

    B. 所寄生的鱼类繁多，包括肉食鱼和极小的非肉食鱼

    C. 在我国南北方吃鱼习惯不同，但均有人受染

    D. 除终宿主外，还可寄生于肉食哺乳动物

    E. 幼虫和成虫所寄生的宿主范围都较广

22. 华支睾吸虫对人的危害主要是（　　　）

    A. 肝脏损害

    B. 肺脏损害

    C. 胰腺炎

    D. 脑损害

    E. 小肠黏膜溃疡

23. 疑有华支睾吸虫感染时常用的诊断方法是（　　　）

    A. 肠检胶囊法

    B. 饱和盐水浮聚法

    C. 毛蚴孵育法

    D. 透明胶纸法

    E. 改良加藤法

24. 除粪便检查外，华支睾吸虫的病原学诊断方法还有（　　　）

    A. 呕吐物查成虫

    B. 肛门拭子法

    C. 间接血凝试验

    D. 酶联免疫吸附试验

    E. 十二指肠引流法

25. 十二指肠引流检查可提高（　　　）检出率。

    A. 华支睾吸虫和蓝氏贾第鞭毛虫

    B. 华支睾吸虫和溶组织内阿米巴

    C. 布氏姜片吸虫和蓝氏贾第鞭毛虫

    D. 布氏姜片吸虫和刚地弓形虫

E. 日本血吸虫和溶组织内阿米巴

26. 华支睾吸虫感染人的主要方式是(　　)

    A. 接触疫水

    B. 生食水生植物

    C. 喜吃某些淡水螺类

    D. 吃生或未熟的淡水鱼、虾

    E. 生吃被污染的蔬菜

27. 从患者粪便中能查到华支睾吸虫的(　　)

    A. 囊蚴

    B. 尾蚴

    C. 虫卵

    D. 毛蚴

    E. 胞蚴

28. 华支睾吸虫病的传染源可以是(　　)

    A. 淡水鱼

    B. 淡水螺

    C. 淡水蟹

    D. 带虫者

    E. 淡水虾

29. 确诊肝吸虫病的依据是(　　)

    A. 肝左叶肿大

    B. 患者来自流行区

    C. 血清抗体阳性

    D. 在粪便中查到虫卵

    E. 有生食鱼、虾的病史

30. 常见的蠕虫卵中最大的是(　　)

    A. 华支睾吸虫卵

    B. 卫氏并殖吸虫卵

    C. 日本血吸虫卵

    D. 布氏姜片吸虫卵

    E. 斯氏狸殖吸虫卵

31. 布氏姜片吸虫的感染阶段是(　　)

    A. 虫卵

    B. 毛蚴

    C. 囊蚴

    D. 尾蚴

  E. 胞蚴

32. 布氏姜片吸虫的中间宿主是（　　　）

  A. 长角涵螺

  B. 纹沼螺

  C. 扁卷螺

  D. 川卷螺

  E. 钉螺

33. 布氏姜片吸虫在中间宿主体内发育过程是（　　　）

  A. 毛蚴—胞蚴—雷蚴—尾蚴

  B. 胞蚴—雷蚴—尾蚴—囊蚴

  C. 毛蚴—母胞蚴—子胞蚴—尾蚴

  D. 毛蚴—母胞蚴—子胞蚴—雷螺—尾蚴

  E. 胞蚴—母雷蚴—子雷蚴—尾蚴

34. 含有布氏姜片吸虫囊蚴的水生植物称为（　　　）

  A. 植物媒介

  B. 第一中间宿主

  C. 第二中间宿主

  D. 保虫宿主

  E. 转续宿主

35. 人感染布氏姜片吸虫的方式是（　　　）

  A. 生食或半生食猪肉

  B. 生食或半生食牛肉

  C. 生食或半生食淡水鱼、虾

  D. 生食或半生食水生植物

  E. 生食或半生食溪蟹、蝲蛄

36. 确诊布氏姜片吸虫病的依据是（　　　）

  A. 腹痛、腹泻

  B. 外周血嗜酸性粒细胞增高

  C. 有生食水生植物习惯

  D. 粪便检查发现虫卵

  E. 消瘦、乏力、水肿

37. 生活史中只需一个中间宿主的是（　　　）

  A. 华支睾吸虫

  B. 布氏姜片吸虫

  C. 卫氏并殖吸虫

  D. 斯氏狸殖吸虫

E. 以上都不是

38. 某地生长有长角涵螺、蜊蛄、鲩鱼、菱角、扁卷螺，可流行（　　　）

    A. 布氏姜片吸虫病及卫氏并殖吸虫病

    B. 布氏姜片吸虫病及华支睾吸虫病

    C. 华支睾吸虫病及血吸虫病

    D. 华支睾吸虫病及卫氏并殖吸虫病

    E. 布氏姜片吸虫病及血吸虫病

39. 以猪为主要保虫宿主的寄生虫有（　　　）

    A. 溶组织内阿米巴

    B. 蓝氏贾第鞭毛虫

    C. 卫氏并殖吸虫

    D. 布氏姜片吸虫

    E. 斯氏狸殖吸虫

40. 布氏姜片吸虫的传染源为（　　　）

    A. 水生植物

    B. 扁卷螺

    C. 患者

    D. 狗

    E. 鼠类

41. 布氏姜片吸虫的主要保虫宿主为（　　　）

    A. 带虫者

    B. 扁卷螺

    C. 患者

    D. 家猪

    E. 野猪

42. 姜片吸虫病患者的主要临床表现是（　　　）

    A. 肝大

    B. 咳痰

    C. 腹痛，并常伴有腹泻

    D. 胆囊炎

    E. 胸痛

43. 并殖吸虫的主要致病阶段是（　　　）

    A. 虫卵

    B. 囊蚴

    C. 尾蚴

    D. 成虫和童虫

E. 以上都不是

44. 可以引起肺部损害的寄生虫主要有( )

    A. 卫氏并殖吸虫和卡氏肺孢子虫

    B. 华支睾吸虫和刚地弓形虫

    C. 布氏姜片吸虫和疟原虫

    D. 日本血吸虫和杜氏利什曼原虫

    E. 卫氏并殖吸虫和蓝氏贾第鞭毛虫

45. 人是非正常宿主的吸虫是( )

    A. 日本血吸虫

    B. 华支睾吸虫

    C. 卫氏并殖吸虫

    D. 布氏姜片吸虫

    E. 斯氏狸殖吸虫

46. 能引起游走性皮下结节和包块的吸虫是( )

    A. 华支睾吸虫

    B. 布氏姜片吸虫

    C. 日本血吸虫

    D. 斯氏狸殖吸虫

    E. 以上吸虫都不行

47. 并殖吸虫成虫的形态特点是( )

    A. 二睾丸并列

    B. 二吸盘并列

    C. 卵巢与子宫前后排列

    D. 二睾丸并列，卵巢与子宫并列

    E. 二睾丸前后排列

48. 在卫氏并殖吸虫生活史中，野猪为( )

    A. 终宿主

    B. 中间宿主

    C. 第一中间宿主

    D. 转续宿主

    E. 以上均不是

49. 卫氏并殖吸虫的第二中间宿主是( )

    A. 野猪

    B. 川卷螺

    C. 鱼和虾

    D. 溪蟹和蝲蛄

E. 扁卷螺

50. 卫氏并殖吸虫病的传染源不包括（　　）

A. 患者

B. 感染了卫氏并殖吸虫的食肉野生哺乳类动物

C. 感染了卫氏并殖吸虫的野猪

D. 带虫者

E. 感染的犬

51. 卫氏并殖吸虫的第一中间宿主是（　　）

A. 纹沼螺

B. 赤豆螺

C. 扁卷螺

D. 川卷螺

E. 钉螺

52. 痰液中可查到（　　）

A. 斯氏狸殖吸虫卵

B. 日本血吸虫卵

C. 卫氏并殖吸虫卵

D. 华支睾吸虫卵

E. 以上均不是

53. 卫氏并殖吸虫病常见的临床表现有（　　）

A. 阻塞性黄疸

B. 肠功能紊乱

C. 过敏性皮炎

D. 发冷、高热

E. 低热、咳嗽、咳铁锈色痰、胸痛

54. 肺吸虫病的病原学诊断方法为（　　）

A. 粪检成虫

B. 痰检成虫

C. 痰液和粪便查虫卵

D. 尿液查虫卵

E. 十二指肠液查虫卵

55. 需要两个中间宿主才能完成生活史的寄生虫是（　　）

A. 日本血吸虫

B. 卫氏并殖吸虫

C. 姜片虫

D. 丝虫

E. 牛带绦虫

56. 具有卵盖的虫卵是（　　）

　　A. 卫氏并殖吸虫卵

　　B. 日本血吸虫卵

　　C. 钩虫卵

　　D. 带绦虫卵

　　E. 蛔虫卵

57. 卫氏并殖吸虫病的感染途径是（　　）

　　A. 经口

　　B. 经皮肤

　　C. 经媒介节肢动物叮咬

　　D. 接触患者

　　E. 呼吸道吸入

58. 预防肺吸虫病的有效措施是（　　）

　　A. 消灭中间宿主

　　B. 加强卫生宣传

　　C. 不食生或半生的溪蟹、蝲蛄

　　D. 不随地吐痰

　　E. 以上各项都是

59. 人患肺吸虫病的重要原因是（　　）

　　A. 生食溪蟹

　　B. 生食淡水鱼

　　C. 生食水生植物

　　D. 生食淡水虾

　　E. 生食淡水螺

60. 人是斯氏狸殖吸虫的（　　）

　　A. 终宿主

　　B. 第一中间宿主

　　C. 保虫宿主

　　D. 非正常宿主

　　E. 以上均可

61. 斯氏狸殖吸虫的病原学诊断方法是（　　）

　　A. 粪便中查虫卵

　　B. 痰液中查虫卵

　　C. 皮下结节活组织检查

　　D. 免疫学诊断

E. 以上均可

62. 斯氏狸殖吸虫的第一中间宿主是（　　　）

A. 川卷螺

B. 豆螺

C. 拟钉螺和小豆螺

D. 钉螺

E. 溪蟹

63. 可引起人体结肠黏膜溃疡和临床下痢症状的病原体是（　　　）

A. 弓形虫有性期

B. 溶组织内阿米巴包囊

C. 布氏姜片吸虫卵

D. 日本血吸虫卵

E. 蓝氏贾第鞭毛虫滋养体

64. 在我国流行的血吸虫是（　　　）

A. 曼氏血吸虫

B. 日本血吸虫

C. 埃及血吸虫

D. 间插血吸虫

E. 湄公血吸虫

65. 日本血吸虫病在我国至少流行了（　　　）

A. 100 年

B. 500 年

C. 200 年

D. 210 年

E. 2100 年

66. 没有卵盖的吸虫卵是（　　　）

A. 华支睾吸虫卵

B. 血吸虫卵

C. 斯氏狸殖吸虫卵

D. 布氏姜片吸虫卵

E. 卫氏并殖吸虫卵

67. 与其他吸虫相比，日本血吸虫成虫独有的形态特点之一是（　　　）

A. 有口、腹吸盘

B. 雌雄异体

C. 雌雄同体

D. 睾丸分支状

E. 背腹扁平

68. 有侧棘的吸虫卵是（　　　）

    A. 华支睾吸虫卵

    B. 斯氏狸殖吸虫卵

    C. 布氏姜片吸虫卵

    D. 日本血吸虫卵

    E. 以上均否

69. 日本血吸虫主要致病阶段是（　　　）

    A. 成虫

    B. 毛蚴

    C. 尾蚴

    D. 虫卵

    E. 童虫

70. 血吸虫异位寄生最常见的部位是（　　　）

    A. 肺、皮肤

    B. 皮肤、脑

    C. 脊髓、脑

    D. 肺、脑

    E. 生殖器

71. 目前治疗日本血吸虫病首选的药物是（　　　）

    A. 阿苯达唑

    B. 吡喹酮

    C. 甲硝唑

    D. 甲苯咪唑

    E. 以上均可

72. 日本血吸虫成虫刺激机体产生的免疫力可杀伤（　　　）

    A. 成虫

    B. 尾蚴

    C. 童虫

    D. 虫卵

    E. 以上均可

73. 粪便直接涂片法检查日本血吸虫卵用于（　　　）

    A. 慢性期血吸虫患者

    B. 晚期血吸虫患者

    C. 急性期血吸虫患者

    D. 有肝硬化的血吸虫患者

E. 以上均可

74. 毛蚴孵化法可用于确诊（　　　）

A. 布氏姜片吸虫病

B. 卫氏并殖吸虫病

C. 日本血吸虫病

D. 斯氏狸殖吸虫病

E. 以上均可

75. 日本血吸虫的感染阶段和感染方式是（　　　）

A. 毛蚴经皮肤感染

B. 童虫经皮肤感染

C. 童虫经口感染

D. 尾蚴经皮肤感染

E. 毛蚴经口感染

76. 尾蚴性皮炎侵入人体引起的病理损害属于（　　　）

A. Ⅰ型变态反应

B. Ⅱ型变态反应

C. Ⅲ型变态反应

D. Ⅳ型变态反应

E. Ⅰ型和Ⅳ型变态反应

77. 消灭血吸虫病应采取的措施是（　　　）

A. 治疗患者和病畜

B. 加强粪便和水源管理

C. 加强个人防护

D. 消灭钉螺

E. 以上都是

78. 日本血吸虫引起的肝硬化的主要特征为（　　　）

A. 门脉性肝硬化

B. 胆汁性肝硬化

C. 干线型肝硬化

D. 坏死性肝硬化

E. 淤血性肝硬化

79. 日本血吸虫卵的致病作用主要在于（　　　）

A. 大量虫卵机械阻塞血管

B. 虫卵的压迫和破坏作用

C. 虫卵卵壳抗原刺激引起炎症反应

D. 虫卵毛蚴的毒素溶解组织

E. 卵内毛蚴分泌物引起超敏反应及肉芽肿形成

80. 晚期血吸虫病患者粪便中难以查到虫卵的主要原因是（　　　）

    A. 成虫死亡

    B. 虫卵死亡、崩解

    C. 虫卵集中在肝内

    D. 病灶周围瘢痕形成，肠壁增厚

    E. 虫卵发育受阻

81. 环卵沉淀试验（COPT）是（　　　）的特殊诊断方法。

    A. 肺吸虫病

    B. 日本血吸虫病

    C. 旋毛虫病

    D. 黑热病

    E. 猪囊虫病

82. 日本血吸虫卵能进入肠腔并随粪便排出体外的最主要原因是（　　　）

    A. 肠蠕动增加

    B. 腹内压增加

    C. 血管内压增加

    D. 卵内毛蚴的分泌物破坏肠壁

    E. 粗糙食物的刺激

83. 以尾蚴为感染阶段的吸虫是（　　　）

    A. 肝吸虫

    B. 日本血吸虫

    C. 肺吸虫

    D. 姜片虫

    E. 斯氏狸殖吸虫

84. 与其他吸虫比较，日本血吸虫生活史的特点是（　　　）

    A. 只需一个中间宿主，感染阶段为尾蚴

    B. 需两个中间宿主

    C. 有转续宿主

    D. 有保虫宿主

    E. 中间宿主为淡水螺

85. 人体感染日本血吸虫的主要途径是（　　　）

    A. 生食淡水鱼、虾

    B. 喝生水

    C. 生食水生植物

    D. 身体皮肤接触疫水

E. 生食蝲蛄或溪蟹

86. 急性期血吸虫病患者排（　　　）

    A. 水样便

    B. 糊状便

    C. 脓血便

    D. 软便

    E. 果酱样便

87. 50％以上晚期血吸虫病患者的死亡原因是（　　　）

    A. 腹水

    B. 肝昏迷

    C. 贫血

    D. 心力衰竭

    E. 上消化道出血

88. 日本血吸虫卵在人体最常见的沉积部位是（　　　）

    A. 脾、肾

    B. 脑、肾

    C. 肺、皮肤

    D. 肝、结肠壁

    E. 脑、肺

89. 直肠黏膜活组织检查可用于诊断（　　　）

    A. 布氏姜片吸虫病

    B. 华支睾吸虫病

    C. 卫氏并殖吸虫病

    D. 日本血吸虫病

    E. 肝片形吸虫病

90. 造成日本血吸虫病传播的最重要环节是（　　　）

    A. 虫卵污染水源及钉螺的存在

    B. 患者及带虫者极多

    C. 有多种家畜保虫宿主

    D. 人群免疫力下降

    E. 有多种昆虫媒介

三、名词解释

1. 伴随免疫

2. 异位寄生

3. 尾蚴性皮炎

四、问答题

1. 简述华支睾吸虫的生活史。

2. 华支睾吸虫病病原学诊断方法有哪些？哪种方法检出率高？

3. 经体检，一患儿肝脏肿大，怀疑患肝吸虫病，可采用哪些方法来进一步确诊？

4. 一患者有肝脏疾病，从哪几方面可以考虑为华支睾吸虫所致？

5. 试述慢性肺吸虫病的临床分型及主要表现。

6. 简述布氏姜片吸虫的致病机制。

7. 日本血吸虫寄生于肠系膜静脉与门静脉，为什么粪便中可以查到虫卵？晚期血吸虫病患者的粪便中为什么不易检出虫卵？

8. 血吸虫病按其临床表现可分为哪几期？其临床表现如何？

9. 试述血吸虫卵对人体所致的危害。

10. 试述血吸虫病的防治原则。

11. 列举人畜共患的常见吸虫病，指出其常见的保虫宿主。

12. 华支睾吸虫和日本血吸虫可引起肝脏损害，请说明其机制。

第三节　绦虫纲

【学习指导】

1. 学习内容

掌握：链状带绦虫、肥胖带绦虫的形态和生活史。

熟悉：链状带绦虫、肥胖带绦虫的致病性和实验室诊断方法。

了解：链状带绦虫、肥胖带绦虫的流行和防治原则，绦虫纲的形态特征和生活史及其他人体寄生绦虫的形态和生活史。

2. 重、难点分析

重点：绦虫的主要特点，链状带绦虫和肥胖带绦虫的形态和生活史特点，几种绦虫的形态区别和生活史差异。

难点：几种绦虫的形态区别和生活史差异。

【习题】

一、填空题

1. 绦虫属于＿＿＿＿＿＿＿＿＿动物门，＿＿＿＿＿＿＿＿＿纲，寄生于人体的绦虫属于＿＿＿＿＿＿＿目和＿＿＿＿＿＿＿目。

2. 绦虫的成虫寄生于脊椎动物的＿＿＿＿＿＿＿。

3. 细粒棘球绦虫、链状带绦虫和肥胖带绦虫均属于＿＿＿＿＿＿＿目。

4. 绦虫的成虫链体分为＿＿＿＿＿＿＿节、＿＿＿＿＿＿＿节和＿＿＿＿＿＿＿节。

5. 链状带绦虫的终宿主是＿＿＿＿＿＿＿；肥胖带绦虫的中间宿主是＿＿＿＿＿＿＿。

6. 链状带绦虫、曼氏迭宫绦虫及细粒棘球绦虫的主要致病阶段分别是＿＿＿＿＿＿＿、＿＿＿＿＿＿＿和＿＿＿＿＿＿＿。

7. 绦虫成虫根据形态结构特征，一般可分为＿＿＿＿＿＿＿、＿＿＿＿＿＿＿和＿＿＿＿＿＿＿三部分。

8. 绦虫成虫均寄生于宿主的_____，幼虫寄生于宿主的_____。

9. 对人体危害较严重的绦虫幼虫有_____、_____和_____。

10. 圆叶目绦虫卵为_____形，外面是卵壳和很厚的_____，卵内含有_____。

11. 人食生猪肉可感染的寄生虫病有_____、_____和_____。

12. 人体寄生吸虫和绦虫的共同点为_____、_____、_____和_____。

13. 祖国医学中记载的"寸白虫"是指_____。

14. 链状带绦虫头节呈_____形，上有_____、_____和_____。

15. 人误食猪带绦虫卵可患_____病，食入_____可患猪带绦虫病。

16. 囊尾蚴是_____和_____的幼虫。

17. 人体感染囊虫病的方式有_____、_____和_____。

18. 成节内卵巢分为三叶的绦虫是_____。

19. 人是猪带绦虫的_____宿主，也可作为猪带绦虫的_____宿主。

20. 猪带绦虫孕节子宫每侧分支数为_____。

21. 猪肉绦虫的中绦期称为_____，在人体常见寄生部位是_____、_____、_____、_____等，引起_____病。

22. 鉴定猪带绦虫和牛带绦虫的主要依据是观察其_____和_____。

23. 牛带绦虫孕节子宫每侧分支数为_____。

24. 肥胖带绦虫仅_____阶段寄生于人体，引起_____病。

25. 肥胖带绦虫的孕节易从人体_____逸出，因此用_____或_____可查到虫卵。

26. 牛带绦虫对人的感染阶段为_____。

27. 棘球蚴囊壁由_____和_____组成。

28. 棘球蚴砂包括_____、_____、_____、_____等物质。

29. 细粒棘球绦虫成虫可寄生在_____、_____等动物体内，而幼虫可寄生在_____体和_____动物的组织中。

30. 细粒棘球绦虫对人体的感染阶段是_____。

31. 细粒棘球绦虫成虫寄生在终宿主的_____，人误食了_____而感染。

32. 棘球蚴在人体最常见的寄生部位是_____，其次是_____。

33. 棘球蚴对人体的危害作用有_____、_____和_____。

34. 曼氏迭宫绦虫的第一中间宿主是_____。

35. 曼氏迭宫绦虫的头节呈_____状，背腹面各有一纵行的_____。

36. 曼氏迭宫绦虫的幼虫期有_____、_____和_____三种形态。

37. 裂头蚴在人体的寄生部位多为＿＿＿＿＿＿、＿＿＿＿＿＿及＿＿＿＿＿＿。

38. 曼氏裂头绦虫对人体的感染阶段是＿＿＿＿＿期和＿＿＿＿＿期。

39. 人可成为曼氏迭宫绦虫的＿＿＿＿＿宿主，也可作为＿＿＿＿＿宿主，甚至＿＿＿＿＿宿主。

40. 微小膜壳绦虫的成虫寄生在人体的＿＿＿＿＿。

41. 人误食微小膜壳绦虫卵后，在肠内孵出六钩蚴钻入肠绒毛发育为＿＿＿＿，然后返回肠腔发育为＿＿＿＿＿。

42. 微小膜壳绦虫生活史中可不需要＿＿＿＿＿，即可完成其整个发育过程。

43. 微小膜壳绦虫的＿＿＿＿＿污染食物、手指和饮用水，经口进入人体。

44. 虫卵内胚膜两极有丝状物的绦虫是＿＿＿＿＿。

45. 多房棘球绦虫的＿＿＿＿＿阶段寄生于人体，可引起＿＿＿＿＿病。它的＿＿＿＿＿宿主是狐、犬等食肉动物，＿＿＿＿＿宿主是啮齿类动物及人体。

二、单选题

1. 下列关于绦虫的形态描述，错误的是（　　　）
   A. 虫体背腹扁平
   B. 虫体分节
   C. 雌雄异体
   D. 无消化道
   E. 头节上有吸盘等固着结构

2. 绦虫中具有生长功能的部分是（　　　）
   A. 头节
   B. 颈部
   C. 未成熟节片
   D. 成熟节片
   E. 孕节

3. 圆叶目和假叶目绦虫的形态共同点是（　　　）
   A. 虫卵均需在水中发育
   B. 只需一个中间宿主
   C. 成节有子宫孔
   D. 虫卵内均有六钩蚴
   E. 成虫头节有吸盘或吸槽等固着器官

4. 吡喹酮可用于治疗（　　　）
   A. 猪带绦虫病
   B. 猪囊虫病
   C. 牛带绦虫病
   D. 华支睾吸虫病

E. 以上均可

5. 下列关于绦虫的形态描述，错误的是（　　　）

　　A. 无消化道

　　B. 虫体分节

　　C. 雌雄异体

　　D. 虫体背腹扁平

　　E. 虫体为实质体腔

6. 绦虫成虫在脊椎动物体内的寄生部位是（　　　）

　　A. 肌肉

　　B. 肺脏

　　C. 脑部

　　D. 小肠

　　E. 结肠

7. 绦虫的发育阶段不包括（　　　）

　　A. 钩毛蚴

　　B. 囊尾蚴

　　C. 囊蚴

　　D. 裂头蚴

　　E. 似囊尾蚴

8. 绦虫成虫的特征是（　　　）

　　A. 有口和消化道

　　B. 有口和无消化道

　　C. 无口和无消化道

　　D. 有口、咽和消化道

　　E. 有口和无肛门

9. （　　　）绦虫卵胚膜内有放射状条纹。

　　A. 曼氏迭宫绦虫

　　B. 阔节裂头绦虫

　　C. 微小膜壳绦虫

　　D. 链状带绦虫

　　E. 缩小膜壳绦虫

10. 猪囊虫病的侵入途径、致病原因是（　　　）

　　A. 经口食入猪囊尾蚴

　　B. 经皮肤钻入钩球蚴

　　C. 经口食入猪带绦虫卵

　　D. 经皮肤钻入六钩蚴

E. 经胎盘钻入裂头蚴

11. 链状带绦虫对人体危害最大的阶段是（　　　）

    A. 成虫

    B. 虫卵

    C. 囊尾蚴

    D. 似囊尾蚴

    E. 六钩蚴

12. 引起人脑部病变的寄生虫有（　　　）

    A. 链状带绦虫成虫

    B. 肥胖带绦虫成虫

    C. 链状带绦虫囊尾蚴

    D. 肥胖带绦虫囊尾蚴

    E. 微小膜壳绦虫成虫

13. 成节内卵巢分为 3 叶的绦虫是（　　　）

    A. 曼氏迭宫绦虫

    B. 细粒棘球绦虫

    C. 犬复孔绦虫

    D. 猪带绦虫

    E. 牛带绦虫

14. 猪肉中的囊尾蚴可使人感染（　　　）

    A. 微小膜壳绦虫病

    B. 猪带绦虫病

    C. 牛带绦虫病

    D. 曼氏迭宫绦虫病

    E. 猪囊尾蚴病

15. 可引起自身体内重复感染的绦虫是（　　　）

    A. 长膜壳绦虫

    B. 猪带绦虫

    C. 牛带绦虫

    D. 曼氏迭宫绦虫

    E. 犬复孔绦虫

16. 人既可作为其终宿主又可作为其中间宿主的寄生虫是（　　　）

    A. 猪带绦虫

    B. 牛带绦虫

    C. 蛔虫

    D. 钩虫

E. 蛲虫

17. 确诊带绦虫病的最佳诊断方法是（　　）

　　A. 粪便直接涂片法

　　B. 饱和盐水漂浮法

　　C. 水洗沉淀法

　　D. 检查孕节子宫侧支数

　　E. 活组织检查法

18. 猪带绦虫对人体的主要危害是（　　）

　　A. 小钩和吸盘对肠壁的刺激

　　B. 吸收大量的营养

　　C. 囊尾蚴寄生组织器官所造成的危害

　　D. 六钩蚴穿过组织器官时的破坏作用

　　E. 代谢产物毒素作用

19. 预防猪带绦虫感染最关键的措施是（　　）

　　A. 粪便管理

　　B. 取消茅厕

　　C. 肉类检验

　　D. 治疗患者

　　E. 不吃生的或未煮熟的猪肉

20. 可引起癫痫发作的寄生虫病有（　　）

　　A. 绦虫病

　　B. 蛔虫病

　　C. 囊虫病

　　D. 蛲虫病

　　E. 丝虫病

21. 在下列关于人体猪囊尾蚴病感染来源的描述中，错误的是（　　）

　　A. 饮用被虫卵污染的生水

　　B. 蝇类携带虫卵

　　C. 肠道内有猪带绦虫成虫寄生

　　D. 手上黏附虫卵未洗净

　　E. 生食猪肉

22. 在下列抗囊尾蚴的药物中，疗效好、用量小的是（　　）

　　A. 槟榔

　　B. 吡喹酮

　　C. 阿苯达唑

　　D. 枸橼酸乙胺嗪

E. 南瓜子

23. 驱带绦虫最常用的药物是（　　　）

A. 槟榔南瓜子合剂

B. 吡喹酮

C. 阿苯哒唑

D. 甲苯咪唑

E. 左旋咪唑

24. 猪囊尾蚴病最严重的感染方式是（　　　）

A. 自身体外感染

B. 自身体内感染

C. 异体感染

D. 经口感染

E. 经皮肤感染

25. 猪带绦虫病的病原学检查方法和检查时期是（　　　）

A. 活组织检查、囊尾蚴

B. 活组织检查、虫卵

C. 粪便检查、孕节

D. 粪便检查、囊尾蚴

E. 免疫学方法

26. 皮下囊虫病的病原学检查方法和检查时期是（　　　）

A. 活组织检查、虫卵

B. 活组织检查、囊尾蚴

C. 粪便检查、虫卵

D. 粪便检查、囊尾蚴

E. 免疫学方法

27. 肥胖带绦虫的终宿主为（　　　）

A. 牛

B. 骆驼

C. 羊

D. 人

E. 猪

28. 带绦虫驱虫治疗后，为观察疗效，应检查（　　　）

A. 虫卵

B. 链体

C. 头节

D. 成节

E. 孕节

29. 牛肉中的囊尾蚴可使人感染（　　）

    A. 微小膜壳绦虫病

    B. 猪带绦虫病

    C. 牛带绦虫病

    D. 曼氏迭宫绦虫病

    E. 牛囊尾蚴病

30. 下列关于牛带绦虫成虫的描述，错误的是（　　）

    A. 成虫长 4～8m

    B. 头节无顶突，有 4 个吸盘和小钩

    C. 成节内卵巢分 2 叶

    D. 孕节子宫侧支分 15～30 支

    E. 节片有 1000～2000 节

31. 肥胖带绦虫的孕节排出方式和数量是（　　）

    A. 常单独或 2～3 节排出

    B. 5～6 节相连部分从链体脱落

    C. 每天可排出 6～12 节，最多 40 节，多逐节脱离链体，主动从肛门逸出

    D. 通常每天有 20 节左右相连部分从链体脱落

    E. 以上都不是

32. 棘球蚴病的病源来自（　　）

    A. 犬

    B. 羊

    C. 猪

    D. 马

    E. 牛

33. 棘球蚴的组成部分不包括（　　）

    A. 生发囊

    B. 包囊

    C. 子囊

    D. 孙囊

    E. 原头蚴

34. 细粒棘球绦虫对人体的主要致病阶段是（　　）

    A. 成虫

    B. 虫卵

    C. 六钩蚴

    D. 棘球蚴

  E. 囊尾蚴

35. 以下不属于包虫病诊断方法的是（   ）

  A. 询问病史

  B. 超声检查

  C. X线透视、摄片

  D. 病变组织穿刺

  E. 免疫学检查

36. 棘球蚴在人体最常见的寄生部位是（   ）

  A. 肠

  B. 肝

  C. 肺

  D. 脑

  E. 骨

37. 肉眼所见棘球蚴囊中白色半透明粉皮状物是（   ）

  A. 生发层

  B. 角皮层

  C. 原头蚴

  D. 纤维组织包膜

  E. 坏死组织

38. 诊断棘球蚴病禁忌穿刺的主要原因是（   ）

  A. 出血、感染

  B. 感染、继发性棘球蚴病

  C. 过敏性休克、出血

  D. 过敏性休克、继发性棘球蚴病

  E. 继发性棘球蚴病、出血

39. 棘球蚴病的感染方式是（   ）

  A. 经口

  B. 经皮肤

  C. 经媒介昆虫

  D. 经接触

  E. 经输血

40. 细粒棘球绦虫成虫寄生于（   ）

  A. 牛

  B. 猪

  C. 羊

  D. 犬

E. 人

41. 细粒棘球绦虫对人的感染阶段是（　　　）

A. 成虫

B. 虫卵

C. 六钩蚴

D. 棘球蚴

E. 囊尾蚴

42. 下列关于细粒棘球绦虫病传染源的叙述，错误的是（　　　）

A. 狼

B. 羊

C. 豺

D. 牧犬

E. 家犬

43. 以下不属于棘球蚴病诊断方法的是（　　　）

A. 询问病史

B. 粪便检查虫卵

C. 免疫学方法

D. B 型超声检查

E. CT 检查

44. 细粒棘球绦虫的特点不包括（　　　）

A. 成虫寄生于犬科动物的小肠内

B. 幼虫为棘球蚴

C. 棘球蚴囊液具有很强的抗原性

D. 棘球蚴主要寄生在中间宿主的肝脏、肺脏内

E. 人体感染是由于食入含有棘球蚴的肉类所致

45. 下列诊断方法中属于确诊棘球蚴病依据的是（　　　）

A. CT 准确地检测出各种病理性影像

B. 手术取出棘球蚴或检获棘球蚴碎片

C. 询问病史，了解患者是否来自流行区

D. 血清学检查强阳性

E. X 线片和 B 超检查

46. 细粒棘球绦虫的原头蚴在终宿主体内可发育为（　　　）

A. 生发囊

B. 子囊

C. 新的棘球蚴

D. 孙囊

E. 成虫

47. 曼氏迭宫绦虫对人体的主要致病阶段是（　　　）

A. 虫卵

B. 棘球蚴

C. 原尾蚴

D. 囊尾蚴

E. 裂头蚴

48. 生活史需要 2 个中间宿主的绦虫是（　　　）

A. 链状带绦虫

B. 细粒棘球绦虫

C. 曼氏迭宫绦虫

D. 微小膜壳绦虫

E. 以上都不是

49. 曼氏迭宫绦虫感染人的阶段是（　　　）

A. 钩球蚴

B. 毛蚴

C. 杆状蚴

D. 六钩蚴

E. 裂头蚴

50. 鸟类可作为裂头蚴的（　　　）

A. 第一中间宿主

B. 保虫宿主

C. 终宿主

D. 转续宿主

E. 第二中间宿主

51. 下列绦虫卵中具有卵盖的是（　　　）

A. 微小膜壳绦虫

B. 细粒棘球绦虫

C. 肥胖带绦虫

D. 链状带绦虫

E. 曼氏迭宫绦虫

52. 可经皮肤感染的绦虫幼虫是（　　　）

A. 猪囊尾蚴

B. 裂头蚴

C. 牛囊尾蚴

D. 棘球蚴

E. 似囊尾蚴

53. 以下绦虫病中，可在皮下出现游走性包块的是（   ）

    A. 微小膜壳绦虫病

    B. 裂头蚴病

    C. 棘球蚴病

    D. 牛带绦虫病

    E. 猪带绦虫病

54. 裂头蚴病中最常见的临床类型是（   ）

    A. 眼裂头蚴病

    B. 脑裂头蚴病

    C. 内脏裂头蚴病

    D. 皮下裂头蚴病

    E. 增殖裂头蚴病

55. 微小膜壳绦虫的幼虫是（   ）

    A. 囊尾蚴

    B. 棘球蚴

    C. 泡球蚴

    D. 裂头蚴

    E. 似囊尾蚴

56. 微小膜壳绦虫的感染途径是（   ）

    A. 经口感染

    B. 经昆虫媒介叮咬感染

    C. 经皮肤直接感染

    D. 吸入感染

    E. 接触感染

57. 能在同一宿主体内完成生活史的绦虫是（   ）

    A. 细粒棘球绦虫

    B. 曼氏迭宫绦虫

    C. 微小膜壳绦虫

    D. 肥胖带绦虫

    E. 链状带绦虫

58. 多房棘球蚴寄生于人体可致（   ）

    A. 泡球蚴病

    B. 原头蚴病

    C. 棘球蚴病

    D. 囊尾蚴病

  E. 裂头蚴病

三、名词解释

1. 中绦期
2. 囊尾蚴
3. 棘球蚴砂
4. 似囊尾蚴
5. 泡球蚴病
6. 继发性棘球蚴病
7. 囊虫病
8. 裂头蚴
9. 棘球蚴

四、问答题

1. 治疗猪带绦虫病为什么要"先驱绦，后灭囊"？
2. 阐述引起链状带绦虫流行的主要因素和防治原则。
3. 某患者因脑部占位性病变而就诊，你认为该患者可能患何种绦虫病？
4. 某患者因皮下结节而就诊，考虑他可能感染了哪些绦虫？
5. 诊断与防治猪囊尾蚴病时，应注意哪些问题？
6. 人体感染囊尾蚴的方式有几种？简述其寄生部位及主要临床表现。
7. 如何诊断猪囊尾蚴病？
8. 眼囊尾蚴病最佳治疗方案是什么？为什么？
9. 猪带绦虫和牛带绦虫对人体的危害有何不同？在诊断中应怎样鉴别？如何预防？
10. 绦虫成虫与幼虫相比，哪一个阶段对人体的危害性更大，为什么？
11. 阐述链状带绦虫与肥胖带绦虫生活史的异同点。
12. 阐述细粒棘球绦虫生活史。
13. 试述包虫病对人的危害。
14. 阐述犬科动物在绦虫病流行中的作用。
15. 阐述曼氏迭宫绦虫的生活史。
16. 人体感染曼氏裂头蚴病的方式有哪些？
17. 微小膜壳绦虫感染人体的途径有哪些？

（刘　云）

第三章　医学原虫

第一节　叶足虫纲

【学习指导】

1. 学习内容

掌握：溶组织内阿米巴的形态、生活史、致病机制和病原学诊断方法，注意溶组织内阿米巴与其他非致病性阿米巴的形态鉴别。

熟悉：阿米巴病的临床类型与临床表现特征。

了解：阿米巴病的流行与防治。

2. 重、难点分析

重点：溶组织内阿米巴包囊和滋养体的形态特征，溶组织内阿米巴的生活史、致病机制、临床表现、实验室诊断方法。

难点：溶组织内阿米巴与其他非致病性阿米巴的形态鉴别。

【习题】

一、填空题

1. 原虫的基本结构由＿＿＿＿＿＿＿＿、＿＿＿＿＿＿＿＿、＿＿＿＿＿＿＿＿三部分组成。

2. 原虫的运动方式主要有＿＿＿＿＿＿＿＿、＿＿＿＿＿＿＿＿、＿＿＿＿＿＿＿＿。

3. 原虫的有性生殖主要有＿＿＿＿＿＿＿＿和＿＿＿＿＿＿＿＿；无性生殖主要有＿＿＿＿＿＿＿＿、＿＿＿＿＿＿＿＿和＿＿＿＿＿＿＿＿。

4. 机会致病的原虫主要有＿＿＿＿＿＿＿＿、＿＿＿＿＿＿＿＿。

5. 可在人体肠腔内寄生的阿米巴原虫主要有＿＿＿＿＿＿＿＿、＿＿＿＿＿＿＿＿、＿＿＿＿＿＿＿＿、＿＿＿＿＿＿＿＿、＿＿＿＿＿＿＿＿。

6. 溶组织内阿米巴滋养体的细胞质分为＿＿＿＿＿＿＿＿和＿＿＿＿＿＿＿＿。

7. 碘液染色溶组织内阿米巴的未成熟包囊，可观察到＿＿＿＿＿＿＿＿个核，呈棒状的＿＿＿＿＿＿＿＿和棕红色的＿＿＿＿＿＿＿＿。

8. 溶组织内阿米巴的成熟包囊有＿＿＿＿＿＿＿＿个细胞核。

9. 溶组织内阿米巴的传染源是从粪便排出＿＿＿＿＿＿＿＿的感染者，包括

＿＿＿＿＿＿＿＿＿和＿＿＿＿＿＿＿＿＿。

10. 溶组织内阿米巴的＿＿＿＿＿＿＿＿侵入肠壁吞噬红细胞和组织细胞，转变为＿＿＿＿＿＿＿＿＿。

11. 溶组织内阿米巴病原学诊断包括粪便检查和病灶检查，后者只能查到＿＿＿＿＿＿＿＿时期。

12. 铁苏木素染色溶组织内阿米巴滋养体可观察到＿＿＿＿＿＿＿＿位于核中央，核膜内缘有大小均匀、排列整齐的＿＿＿＿＿＿＿＿。

13. 铁苏木素染色溶组织内阿米巴包囊，＿＿＿＿＿＿＿＿构造同滋养体，＿＿＿＿＿＿＿＿呈棒状，＿＿＿＿＿＿＿＿被溶解而呈空泡状。

14. 溶组织内阿米巴滋养体在外界很快＿＿＿＿＿＿＿＿，在流行中＿＿＿＿＿＿＿＿。

15. 溶组织内阿米巴的＿＿＿＿＿＿＿＿侵入肠壁静脉，可随血流至肝、肺、脑等组织引起炎症，形成脓肿。

16. 溶组织内阿米巴的＿＿＿＿＿＿＿＿侵入宿主肠壁组织，引起＿＿＿＿＿＿＿＿；并可侵入肠壁静脉，随血流至肝、肺等组织引起＿＿＿＿＿＿＿＿。

17. 溶组织内阿米巴包囊自粪便中排出具有＿＿＿＿＿＿＿＿的特点，所以需要多次检查，才能提高检出率。

18. 溶组织内阿米巴呈＿＿＿＿＿＿＿＿分布，它的流行与环境的＿＿＿＿＿＿＿＿关系甚大。

19. 溶组织内阿米巴的＿＿＿＿＿＿＿＿被人误食后，在小肠内＿＿＿＿＿＿＿＿脱囊而出，进行＿＿＿＿＿＿＿＿增殖，主要寄生部位为＿＿＿＿＿＿＿＿。

二、单选题

1. 医学原虫是指（　　）

　A. 寄生于人体并能致病的原虫

　B. 营寄生生活的原虫

　C. 引起人畜共患病的原虫

　D. 单细胞真核动物

　E. 寄生于人体的非致病性和致病性原虫

2. 生活史属人间传播型的原虫是（　　）

　A. 齿龈内阿米巴

　B. 杜氏利什曼原虫

　C. 刚地弓形虫

　D. 疟原虫

　E. 上述所有原虫

3. 原虫的运动细胞器包括（　　）

　A. 伪足、鞭毛、纤毛

　B. 伪足、拟染色体

　C. 鞭毛、吸盘、伸缩泡

D. 胞口、胞咽、胞肛

E. 泡状核和实质核

4. 原虫的免疫类型多数属于( )

 A. 伴随免疫

 B. 带虫免疫

 C. 无获得性免疫

 D. 消除性免疫

 E. 无免疫

5. 检查溶组织内阿米巴包囊最常用方法是( )

 A. 离心沉淀法

 B. 饱和盐水浮聚法

 C. 碘液涂片法

 D. 生理盐水涂片法

 E. 透明胶带法

6. 溶组织内阿米巴的感染阶段为( )

 A. 二核包囊

 B. 滋养体

 C. 包囊

 D. 四核包囊

 E. 滋养体和包囊

7. 溶组织内阿米巴病的主要感染方式为( )

 A. 经皮肤

 B. 经口

 C. 经媒介昆虫

 D. 接触

 E. 经胎盘

8. 阿米巴肝脓肿患者体内原虫的发展过程是( )

 A. 肠腔型滋养体—组织型滋养体—肠腔型滋养体

 B. 包囊—肠腔型滋养体—包囊

 C. 肠腔型滋养体—包囊—肠腔型滋养体

 D. 肠腔型滋养体—组织型滋养体—肠腔型滋养体—包囊

 E. 包囊—肠腔型滋养体—组织型滋养体

9. 溶组织内阿米巴的组织型滋养体不能( )

 A. 转化为肠腔型滋养体

 B. 排出体外

 C. 随血流到肝、肺等组织大量繁殖

 D. 吞噬红细胞

E. 随血流到肝、肺等组织形成包囊

10. 溶组织内阿米巴的致病阶段是（　　）

　　A. 肠腔型滋养体

　　B. 组织型滋养体

　　C. 肠腔型滋养体和组织型滋养体

　　D. 包囊

　　E. 以上各期

11. 与溶组织内阿米巴致病有关的因素是（　　）

　　A. 肠道内环境

　　B. 虫株的毒力

　　C. 细菌的协同作用

　　D. 宿主的免疫功能状态

　　E. 上述所有因素

12. 急性阿米巴痢疾的典型病理变化是（　　）

　　A. 肠壁上的烧瓶样溃疡

　　B. 阿米巴肉芽肿

　　C. 虫体在细胞内增殖导致细胞的破坏

　　D. 弥漫性炎症反应

　　E. 抗原抗体复合物所致的变态反应

13. 溶组织内阿米巴侵入肠壁而致病的机制为（　　）

　　A. 酶的溶组织作用

　　B. 伪足运动的机械性破坏

　　C. 对靶细胞的接触黏附、酶的溶解、伪足运动的机械性破坏和对组织的吞噬降解

　　D. 变态反应

　　E. 随血液循环的播散作用

14. 常见的肠外阿米巴病为阿米巴肝脓肿，其次为（　　）

　　A. 阿米巴肿

　　B. 阿米巴肺脓肿

　　C. 阿米巴脑脓肿

　　D. 皮肤型阿米巴病

　　E. 原发性阿米巴脑膜脑炎

15. 经口感染的阿米巴有（　　）

　　A. 溶组织内阿米巴和棘阿米巴

　　B. 布氏嗜碘阿米巴和耐格里属阿米巴

　　C. 溶组织内阿米巴和结肠内阿米巴

　　D. 棘阿米巴和巴拉姆希阿米巴

E. 齿龈内阿米巴和耐格里属阿米巴

16. 引起肉芽肿性阿米巴脑炎的病原体是（　　）

    A. 耐格里属阿米巴和巴拉姆希阿米巴

    B. 棘阿米巴和巴拉姆希阿米巴

    C. 溶组织内阿米巴和耐格里属阿米巴

    D. 哈氏内阿米巴和棘阿米巴

    E. 结肠内阿米巴和耐格里属阿米巴

17. 溶组织内阿米巴包囊一般可见于（　　）

    A. 成形粪便

    B. 脓血黏液便

    C. 肝穿刺液

    D. 水样便

    E. 肺脓肿穿刺液

18. 阿米巴病的防治措施是（　　）

    A. 注意个人卫生及饮食卫生

    B. 加强粪便管理及水源保护

    C. 治疗患者和带囊者

    D. 消灭苍蝇、蟑螂等传播媒介

    E. 所有上述各项

19. 确诊阿米巴痢疾的主要依据是（　　）

    A. 粪便中查到滋养体

    B. 粪便中查到包囊和滋养体

    C. 黏液血便中查到白细胞

    D. 粪便中查到吞噬有红细胞的滋养体

    E. 粪便中查到包囊

20. 急性阿米巴痢疾最常用的实验室诊断方法是（　　）

    A. 生理盐水直接涂片法

    B. 饱和盐水浮聚法

    C. IHA 查抗原

    D. ELISA 查抗体

    E. 碘液染色法

21. 粪便污染食物不会致人感染（　　）

    A. 微小内蜒阿米巴

    B. 结肠内阿米巴

    C. 溶组织内阿米巴

    D. 布氏嗜碘阿米巴

    E. 福氏耐格里属阿米巴

22. 可通过机械携带传播阿米巴病的医学昆虫是（　　）

    A. 苍蝇

    B. 中华按蚊

    C. 淡色库蚊

    D. 微小按蚊

    E. 白蛉

23. 溶组织内阿米巴大滋养体与结肠内阿米巴滋养体的主要鉴别点是（　　）

    A. 细胞质内有无吞噬的细菌

    B. 细胞质内有无吞噬的红细胞

    C. 细胞质内细胞核的多少

    D. 细胞质内糖原泡的大小

    E. 细胞质内拟染色体的形状

24. 治疗阿米巴痢疾和阿米巴肝脓肿的首选药物是（　　）

    A. 二氯散糠酸酯

    B. 甲苯咪唑

    C. 甲硝咪唑

    D. 氯喹

    E. 乙胺嘧啶

25. 只能用作溶组织内阿米巴感染辅助诊断的方法是（　　）

    A. 生理盐水涂片法

    B. 碘液涂片法

    C. 乙状结肠镜检查法

    D. 肝脓肿穿刺检查

    E. ELISA 查阿米巴抗体

26. 溶组织内阿米巴在人体内的两个生活史期系指（　　）

    A. 大、小配子体

    B. 合子、卵囊

    C. 滋养体和包囊

    D. 大、小滋养体

    E. 裂殖体与包囊

27. 溶组织内阿米巴的感染阶段是（　　）

    A. 大滋养体

    B. 小滋养体

    C. 单核包囊

    D. 二核包囊

    E. 四核包囊

28. 溶组织内阿米巴可损害多个脏器，最常见的是（　　）

    A. 结肠

    B. 肺

    C. 肝

    D. 脑

    E. 回肠

29. 肠外阿米巴病最常累及的器官是（　　）

    A. 肺

    B. 胰腺

    C. 脑

    D. 皮肤

    E. 肝

30. 急性阿米巴病最常见的病原学诊断方法是（　　）

    A. 生理盐水涂片找粪内活动的滋养体

    B. 生理盐水涂片找粪内包囊

    C. 血清学检查

    D. 组织学检查

    E. 乙状结肠镜检查

31. 最可能检出溶组织内阿米巴滋养体的检验物是（　　）

    A. 成形粪便

    B. 黏液脓血便

    C. 脓血痰液

    D. 肝穿刺液

    E. 尿液

32. 福氏耐格里阿米巴可引起（　　）

    A. 阿米巴性角膜炎

    B. 原发性阿米巴脑膜脑炎

    C. 阿米巴痢疾

    D. 阿米巴肝脓肿

    E. 皮肤型阿米巴病

33. 对人致病力较强的两种阿米巴原虫是（　　）

    A. 结肠内阿米巴和溶组织内阿米巴

    B. 微小内蜒阿米巴和溶组织内阿米巴

    C. 布氏嗜碘阿米巴和溶组织内阿米巴

    D. 溶组织内阿米巴和福氏耐格里阿米巴

    E. 结肠内阿米巴和福氏耐格里阿米巴

三、名词解释

1. 隐性感染

2. 世代交替

3. 肠外阿米巴病

四、问答题

1. 医学原虫的生活史类型有哪几种？请举例说明。

2. 简述急性阿米巴痢疾的致病机制及典型病变特点。

3. 急性阿米巴痢疾的病原学诊断方法有哪些？请阐述其注意事项。

4. 通常认为人体感染溶组织内阿米巴后大多数人呈无症状的带囊状态，其原因有哪些？

5. 阿米巴痢疾的主要传染源来自哪类人群？感染人体后能损害哪些器官，最常见的侵袭部位是什么？

第二节　鞭毛虫纲

【学习指导】

1. 学习内容

掌握：杜氏利什曼原虫、阴道毛滴虫、蓝氏贾第鞭毛虫的形态和生活史。

熟悉：杜氏利什曼原虫、阴道毛滴虫、蓝氏贾第鞭毛虫的致病性和实验室诊断方法。

了解：杜氏利什曼原虫、阴道毛滴虫、蓝氏贾第鞭毛虫的流行和防治原则。

2. 重、难点分析

重点：杜氏利什曼原虫、阴道毛滴虫、蓝氏贾第鞭毛虫的形态和致病机制。

难点：杜氏利什曼原虫的致病性与流行性。

【习题】

一、填空题

1. 鞭毛虫的生殖方式通常为_____。

2. 可引起肠道病变的鞭毛虫有_____、_____。

3. 引起内脏利什曼病的原虫是_____，引起皮肤和/或黏膜病变的利什曼原虫是_____、_____、_____、_____、_____、_____。

4. 杜氏利什曼原虫生活史中有_____和_____两个时期。

5. 杜氏利什曼原虫的感染阶段是_____。

6. 杜氏利什曼原虫的前鞭毛体呈_____形，染色后可观察到紫红色圆形_____和杆状_____。

7. 杜氏利什曼原虫前鞭毛体的运动细胞器是_____。

8. 黑热病的潜伏期常为_____。

9. 我国黑热病的特殊临床表现有＿＿＿＿＿＿黑热病和＿＿＿＿＿＿黑热病。

10. 皮肤型黑热病可采用＿＿＿＿＿＿方法诊断。

11. 黑热病的主要传染源是＿＿＿＿＿＿和＿＿＿＿＿＿。

12. 根据传染源的不同，黑热病的流行可分为＿＿＿＿＿＿、＿＿＿＿＿＿和＿＿＿＿＿＿三种不同的类型。

13. 黑热病在我国流行与＿＿＿＿＿＿的地理分布是一致的。

14. 治疗黑热病的特效药是＿＿＿＿＿＿，少数抗锑剂患者可用＿＿＿＿＿＿治疗。

15. 杜氏利什曼原虫生活史发育过程中需要两个宿主，即＿＿＿＿＿＿和＿＿＿＿＿＿。

16. 杜氏利什曼原虫无鞭毛体，主要寄生于肝、脾、骨髓、淋巴结等器官的＿＿＿＿＿＿内，常引起＿＿＿＿＿＿、＿＿＿＿＿＿和＿＿＿＿＿＿等全身症状。

17. 黑热病患者贫血的主要原因是＿＿＿＿＿＿和＿＿＿＿＿＿。

18. 蓝氏贾第鞭毛虫的包囊呈＿＿＿＿＿＿形，未成熟包囊有＿＿＿＿＿＿个核，成熟包囊有＿＿＿＿＿＿个核。

19. 蓝氏贾第鞭毛虫滋养体呈＿＿＿＿＿＿形，有＿＿＿＿＿＿对鞭毛，附着器官为＿＿＿＿＿＿。

20. 蓝氏贾第鞭毛虫寄生在胆道系统，可能引起＿＿＿＿＿＿或＿＿＿＿＿＿。

21. 贾第虫病在旅游者中多见，故又称＿＿＿＿＿＿。

22. 用直接涂片法可检查出贾第虫病患者稀便内的＿＿＿＿＿＿。

23. 贾第虫病的传染源为粪便排有＿＿＿＿＿＿的慢性患者和带虫者。

24. 由于蓝氏贾第鞭毛虫包囊的排出有＿＿＿＿＿＿的特点，故需连续检查＿＿＿＿＿＿次以上，可提高检出率。

25. 阴道毛滴虫的致病阶段为＿＿＿＿＿＿。

26. 许多妇女阴道内虽有阴道毛滴虫寄生，但无临床症状，称为＿＿＿＿＿＿。

27. 滴虫性阴道炎患者白带增多，典型呈＿＿＿＿＿＿状。

28. 人毛滴虫生活史只有＿＿＿＿＿＿时期。

29. 人毛滴虫的运动细胞器为＿＿＿＿＿＿和＿＿＿＿＿＿。

30. 人毛滴虫感染阶段为＿＿＿＿＿＿，主要经＿＿＿＿＿＿感染人体。

31. 人毛滴虫为＿＿＿＿＿＿致病，一般情况下＿＿＿＿＿＿，但当感染数量多或机体抵抗力降低时，则出现＿＿＿＿＿＿等症状。

32. 口腔毛滴虫的生活史中只有＿＿＿＿＿＿时期，对外界的抵抗力＿＿＿＿＿＿。

二、单选题

1. 杜氏利什曼原虫的无鞭毛体寄生于（　　）

   A. 人的红细胞内

   B. 人的单核巨噬细胞内

   C. 人的有核细胞内

   D. 人的肠道

  E. 人的胆道

2. 杜氏利什曼原虫的感染方式是（ ）

  A. 直接接触

  B. 间接接触

  C. 经媒介昆虫叮咬

  D. 经皮肤

  E. 经空气传播

3. 杜氏利什曼原虫的传播媒介是（ ）

  A. 白蛉

  B. 蝇

  C. 蟑螂

  D. 按蚊

  E. 库蚊

4. 杜氏利什曼原虫的致病阶段为（ ）

  A. 滋养体

  B. 包囊

  C. 假包囊

  D. 无鞭毛体

  E. 前鞭毛体

5. 杜氏利什曼原虫前鞭毛体可在（ ）

  A. 人的红细胞内进行二分裂增殖

  B. 人的红细胞内进行多分裂增殖

  C. 按蚊的消化道内进行多分裂增殖

  D. 白蛉的消化道内进行多分裂增殖

  E. 白蛉的消化道内进行二分裂增殖

6. 引起肝、脾肿大的寄生原虫有（ ）

  A. 人毛滴虫

  B. 杜氏利什曼原虫

  C. 硕大利什曼原虫

  D. 蓝氏贾第鞭毛虫

  E. 热带利什曼原虫

7. 黑热病的主要临床表现不包括（ ）

  A. 鼻出血

  B. 发热

  C. 腹痛

  D. 淋巴结肿大

  E. 肝大

8. 黑热病患者的外周血中（　　　）

    A. 红细胞、白细胞、血小板都减少

    B. 仅有血红蛋白减少

    C. 仅有红细胞减少

    D. 仅有血小板减少

    E. 仅有红细胞和血小板减少

9. 引起白蛋白和球蛋白比例倒置的利什曼原虫有（　　　）

    A. 热带利什曼原虫

    B. 杜氏利什曼原虫

    C. 墨西哥利什曼原虫

    D. 秘鲁利什曼原虫

    E. 巴西利什曼原虫

10. 黑热病患者死亡的主要原因是（　　　）

    A. 骨髓造血功能下降

    B. 脾功能亢进导致贫血

    C. 血小板减少导致出血

    D. 白细胞减少并发感染

    E. 免疫复合物引起的变态反应

11. 黑热病患者（　　　）

    A. 不治疗转为慢性病患者

    B. 不治疗转为带虫者

    C. 治愈后可产生终身免疫

    D. 治愈后可产生伴随免疫

    E. 治愈后免疫力很快消失

12. 黑热病患者最常用的病原学诊断方法为（　　　）

    A. 骨髓穿刺

    B. 间接血凝试验

    C. 酶联免疫吸附试验

    D. 皮肤活组织检查

    E. 动物接种法

13. 利什曼素试验主要用于（　　　）

    A. 诊断黑热病

    B. 检测黑热病患者体内的抗体水平

    C. 进行黑热病的流行病学调查

    D. 判断黑热病患者病情轻重

    E. 判断有无复发

14. 杜氏利什曼原虫的重要保虫宿主是（　　　）

    A. 猫

    B. 犬

    C. 猪

    D. 牛

    E. 羊

15. 在我国，黑热病主要流行于（　　　）

    A. 东北地区

    B. 沿海地区

    C. 长江流域

    D. 长江以南地区

    E. 长江以北地区

16. （　　　）为人畜共患寄生虫。

    A. 口腔毛滴虫

    B. 人毛滴虫

    C. 阴道毛滴虫

    D. 杜氏利什曼原虫

    E. 蓝氏贾第鞭毛虫

17. 输血可能感染的原虫为（　　　）

    A. 杜氏利什曼原虫

    B. 阴道毛滴虫

    C. 人毛滴虫

    D. 蓝氏贾第鞭毛虫

    E. 溶组织内阿米巴

18. 黑热病的防治措施中，最重要的环节是（　　　）

    A. 加强卫生宣传教育

    B. 防蚊灭蚊

    C. 消灭白蛉

    D. 注意饮食卫生

    E. 加强粪便管理，保护水源

19. 淋巴结穿刺物涂片染色、镜检可查出（　　　）

    A. 人毛滴虫滋养体

    B. 阴道毛滴虫滋养体

    C. 蓝氏贾第鞭毛虫滋养体

    D. 杜氏利什曼原虫无鞭毛体

    E. 溶组织内阿米巴滋养体

20. 黑热病的病原体是( )

    A. 隐孢子虫

    B. 蓝氏贾第鞭毛虫

    C. 杜氏利什曼原虫

    D. 疟原虫

    E. 弓形虫

21. 引起全血性贫血的原虫是( )

    A. 溶组织内阿米巴

    B. 杜氏利什曼原虫

    C. 间日疟原虫

    D. 蓝氏贾弟鞭毛虫

    E. 冈比亚锥虫

22. 造成黑热病患者贫血的主要原因是( )

    A. 骨髓造血功能障碍

    B. 虫体破坏红细胞

    C. 脾功能亢进

    D. 血红蛋白合成减少

    E. 免疫溶血

23. 蓝氏贾第鞭毛虫的主要寄生部位是( )

    A. 泌尿系统

    B. 淋巴系统

    C. 回盲部

    D. 十二指肠

    E. 结肠

24. 蓝氏贾第鞭毛虫的感染阶段为( )

    A. 滋养体

    B. 卵囊

    C. 四核包囊

    D. 二核包囊

    E. 滋养体和包囊

25. 蓝氏贾第鞭毛虫的感染方式为( )

    A. 接触

    B. 经皮肤

    C. 经媒介昆虫

    D. 经胎盘

    E. 经口

26. 蓝氏贾第鞭毛虫的致病阶段为（　　　）

   A. 滋养体

   B. 包囊

   C. 无鞭毛体

   D. 前鞭毛体

   E. 滋养体和包囊

27. 十二指肠引流可用于检查（　　　）感染。

   A. 杜氏利什曼原虫

   B. 阴道毛滴虫

   C. 溶组织内阿米巴

   D. 蓝氏贾第鞭毛虫

   E. 人毛滴虫

28. 贾第虫病的病原学检查方法是（　　　）

   A. 生理盐水涂片法查滋养体

   B. 生理盐水涂片法查包囊

   C. 碘液涂片法查滋养体

   D. 薄血膜涂片法查滋养体

   E. 厚血膜涂片法查滋养体

29. 在下列因素中，与蓝氏贾第鞭毛虫感染和发病无关的是（　　　）

   A. 宿主机体的免疫力下降

   B. 宿主胃肠道功能紊乱

   C. 宿主的胃酸缺乏

   D. 虫株的毒力

   E. 宿主的性别

30. 引起肠道损伤的原虫是（　　　）

   A. 硕大利什曼原虫

   B. 杜氏利什曼原虫

   C. 热带利什曼原虫

   D. 蓝氏贾第鞭毛虫

   E. 口腔毛滴虫

31. 蝇可传播的寄生虫为（　　　）

   A. 蓝氏贾第鞭毛虫

   B. 杜氏利什曼原虫

   C. 热带利什曼原虫

   D. 棘阿米巴

   E. 口腔毛滴虫

32. 粪便污染水源可能引起（　　　）流行。

　　A. 阴道毛滴虫

　　B. 杜氏利什曼原虫

　　C. 口腔毛滴虫

　　D. 齿龈内阿米巴

　　E. 蓝氏贾第鞭毛虫

33. 与贾第虫病的防治无关的是（　　　）

　　A. 加强粪便管理

　　B. 注意饮食卫生

　　C. 保护水源，防止污染

　　D. 消灭白蛉等传播媒介

　　E. 治疗患者和带囊者

34. 最可能是蓝氏贾第鞭毛虫引起的症状是（　　　）

　　A. 上腹痛

　　B. 脂肪泻

　　C. 贫血及营养不良

　　D. 肝大

　　E. 脓血便

35. 蓝氏贾第鞭毛虫区别于其他肠内寄生原虫的形态特征是（　　　）

　　A. 多鞭毛

　　B. 体圆形

　　C. 具有特殊的波动膜

　　D. 具有两个吸盘与两个胞核形成脸谱型外观

　　E. 具有不定形伪足

36. 生活史中只有滋养体期的原虫是（　　　）

　　A. 结肠内阿米巴

　　B. 蓝氏贾第鞭毛虫

　　C. 杜氏利什曼原虫

　　D. 阴道毛滴虫

　　E. 溶组织内阿米巴

37. 阴道毛滴虫的感染阶段是（　　　）

　　A. 前鞭毛体

　　B. 滋养体

　　C. 包囊

　　D. 假包囊

　　E. 成熟包囊

38. 阴道毛滴虫在人体中的常见寄生部位是（　　）

    A. 女性的阴道和男性的尿道

    B. 人体的血液系统

    C. 人体的消化道

    D. 人体的胆道

    E. 人体的呼吸系统

39. 阴道毛滴虫的感染方式为（　　）

    A. 经皮肤

    B. 经接触

    C. 经口

    D. 经昆虫媒介

    E. 经胎盘

40. 阴道毛滴虫的繁殖方式为（　　）

    A. 二分裂

    B. 接合生殖

    C. 出芽生殖

    D. 配子生殖

    E. 孢子生殖

41. 阴道毛滴虫病原学检查方法是（　　）

    A. 碘液涂片法

    B. 骨髓穿刺检查

    C. 淋巴结穿刺检查

    D. 薄血膜涂片法

    E. 生理盐水涂片法

42. 滴虫性阴道炎的治疗药物主要为（　　）

    A. 甲硝咪唑

    B. 吡喹酮

    C. 阿苯达唑

    D. 葡萄糖酸锑钠

    E. 氯喹

43. 阴道毛滴虫广泛流行，主要是由于其（　　）

    A. 包囊的抵抗力强

    B. 滋养体抵抗力强

    C. 成熟包囊抵抗力强

    D. 卵囊的抵抗力强

    E. 需要中间宿主

44. 阴道毛滴虫的致病机制主要是（　　）

    A. 原虫侵入阴道上皮

    B. 原虫溶解阴道上皮

    C. 妨碍乳酸杆菌的糖原酵解作用

    D. 增强乳酸杆菌的糖原酵解作用

    E. 机械性刺激和化学毒素作用

45. 滴虫性阴道炎最常见的症状是（　　）

    A. 外阴水肿

    B. 尿中带血

    C. 发热

    D. 月经不调

    E. 阴部瘙痒，白带增多有异味

三、名词解释

1. 杜氏利什曼原虫无鞭毛体

2. 旅游者腹泻

四、问答题

1. 简述杜氏利什曼原虫的生活史。

2. 简述黑热病患者的贫血机制。

3. 黑热病的病原学诊断方法有哪些？

4. 阴道毛滴虫的防治原则是什么？

5. 滴虫性阴道炎是如何引起的？

第三节　孢子虫纲

【学习指导】

1. 学习内容

掌握：疟原虫的形态、生活史、致病性和实验室诊断方法。

熟悉：疟原虫的流行和防治原则。

了解：弓形虫生活史、致病性，先天性弓形虫病的诊断方法和防治原则，隐孢子虫、卡氏肺孢子虫的形态、生活史、致病性。

2. 重、难点分析

重点：疟原虫、弓形虫的致病性、实验室诊断及防治原则。

难点：疟原虫、弓形虫的生活史与致病机制。

【习题】

一、填空题

1. 间日疟原虫子孢子在遗传学上有两种类型，即_____和_____。

2. 由子孢子侵入人体到疟疾发作之前所需时间称_____。

3. 在我国_____疟原虫分布最广，其次是_____疟原虫，_____疟原虫散在分布，_____疟原虫仅发现几例。

4. 间日疟原虫完成一个红细胞内期裂体增殖周期所需的时间为_____小时。

5. 疟疾的一次典型发作过程为_____、_____和_____三个连续阶段。

6. 疟疾患者临床表现的三大基本症状为_____、_____和_____。

7. 疟原虫在人体内的发育过程分为_____、_____和_____。

8. 凶险型疟疾多见于_____疟原虫感染，_____疟原虫患者偶见。

9. 由于疟原虫抗原变异、抗疟治疗不彻底或人体特异性免疫力下降，使残存在红细胞内的疟原虫大量繁殖而引起的疟疾发作称为_____。

10. 疟疾的防治原则是_____、_____和_____。

11. 氯喹及哌喹主要杀灭疟原虫的_____；乙胺嘧啶可杀灭疟原虫的_____，用作预防。

12. 寄生于人体的疟原虫主要有_____、_____、_____和_____。

13. 疟原虫诱导的宿主免疫反应有_____、_____和_____特异性。

14. _____疟原虫和_____疟原虫只有再燃，无复发。

15. 温度低于15℃，疟原虫不能在蚊体内发育，停止疟疾的传播称_____。

16. 疟原虫经过几次红细胞内_____增殖，部分裂殖子在红细胞内不再进行_____增殖，而是发育为_____或_____，这是疟原虫_____的开始。

17. 疟原虫在人体的_____和_____内寄生；传播媒介为_____。

18. 弓形虫生活史中主要感染阶段为_____、_____、_____和_____。

19. 弓形虫病的临床表现分为_____和_____。

20. _____是获得性弓形虫病最常见的临床症状。

21. 刚地弓形虫感染人体后，一般为_____感染，但在免疫力低下时，可出现_____。

22. 刚地弓形虫滋养体是在中间宿主的有核细胞内生长、发育和繁殖的单个虫体，假包囊内的滋养体称_____，包囊内滋养体称_____。

23. 妊娠期感染刚地弓形虫有可能导致流产、死胎或畸形，这是孕妇体内虫体经_____传给胎儿所致。

24. 隐孢子虫生活史中_____、_____和_____三个生殖阶段均在同一宿主的_____细胞表面完成。

25. 隐孢子虫的传染源是_____、_____和_____。

26. 隐孢子虫病的主要临床症状是_____。

27. 卡氏肺孢子虫病的临床表现分为两种类型，即_____和_____。

28. 卡氏肺孢子虫病通常是因人体免疫力低下引起的，故临床上需慎用_____。

29. 卡氏肺孢子虫病以检查痰液或气管分泌物有无_____作为确诊依据。

30. 发生于早产儿及营养不良的虚弱婴儿的卡氏肺孢子虫病为_____肺炎。

二、单选题

1. 疟原虫的主要传播途径是（   ）

  A. 子孢子直接钻入皮肤

  B. 雌性按蚊叮咬，子孢子随唾液一起注入人体

  C. 配子体经输血感染

  D. 雌性按蚊叮咬时，子孢子主动钻入皮肤

  E. 雌性按蚊叮咬，配子体进入人体

2. 引起疟疾复发的虫体时期是（   ）

  A. 速发型子孢子

  B. 迟发型子孢子

  C. 红内期无性生殖时期

  D. 红外期裂殖子

  E. 雌雄配子体

3. 疟疾患者的病原学诊断方法是（   ）

  A. 活组织检查

  B. 骨髓穿刺

  C. 粪便检查

  D. 厚、薄血涂片

  E. 痰液检查

4. 下列寄生在一个红细胞内的疟原虫中，（   ）最常见多个环状体。

  A. 卵形疟原虫

  B. 三日疟原虫

  C. 间日疟原虫

  D. 恶性疟原虫

  E. 三日疟原虫和恶性疟原虫

5. 不属于疟疾发作致病因素的是（   ）

  A. 红细胞碎片

  B. 裂殖子

  C. 疟色素

  D. 变性血红蛋白

  E. 疟原虫代谢产物

6. 间日疟患者外周血涂片可查见（　　　）

    A. 环状体、大滋养体、裂殖体、配子体

    B. 滋养体、配子体、合子、裂殖子

    C. 环状体、裂殖体、雌配子、雄配子

    D. 裂殖体、配子体、动合子、子孢子

    E. 环状体、配子体

7. 由于输血不当，疟原虫被输入健康人体内，其结果是（　　　）

    A. 疟原虫在肝细胞内休眠

    B. 疟原虫进入肝细胞迅速发育

    C. 可能呈带虫状态或疟疾发作

    D. 可能感染疟原虫，但仅呈带虫状态

    E. 不会造成疟原虫感染

8. 疟原虫的传染源是（　　　）

    A. 外周血中有配子体的患者和带虫者

    B. 疟疾患者

    C. 带虫者

    D. 感染的鸟类

    E. 感染的哺乳动物

9. 疟疾的流行（　　　）

    A. 无地区性

    B. 无季节性

    C. 仅有地区性

    D. 仅有季节性

    E. 既有地区性，又有季节性

10. 间日疟原虫的生活史是（　　　）

    A. 蚊唾腺—蚊胃—人肝细胞—人红细胞—蚊唾腺

    B. 人肝细胞—蚊胃—蚊唾腺—人红细胞—蚊唾腺

    C. 人红细胞—人肝细胞—蚊唾腺—蚊胃—蚊唾腺

    D. 蚊唾腺—人肝细胞—人红细胞—蚊胃—蚊唾腺

    E. 人肝细胞—人红细胞—蚊唾腺—蚊胃—蚊唾腺

11. 恶性疟患者外周血涂片可查见（　　　）

    A. 环状体、大滋养体、裂殖体、配子体

    B. 环状体、配子体

    C. 环状体、大滋养体、配子体、卵囊

    D. 滋养体、配子体、卵囊、动合子

    E. 环状体、大滋养体、配子体、子孢子

12. 恶性疟原虫完成一代红细胞内裂体增殖周期所需时间为（   ）

    A. 48 小时

    B. 36～48 小时

    C. 72 小时

    D. 24～36 小时

    E. 24 小时

13. 既可引起再燃，又可引起复发的疟原虫有（   ）

    A. 卵形疟原虫、三日疟原虫

    B. 三日疟原虫、恶性疟原虫

    C. 卵形疟原虫、恶性疟原虫

    D. 间日疟原虫、卵形疟原虫

    E. 间日疟原虫、恶性疟原虫

14. 脑形疟在（   ）中最多见。

    A. 间日疟原虫

    B. 恶性疟原虫

    C. 三日疟原虫

    D. 卵形疟原虫

    E. 三日疟原虫和卵形疟原虫

15. 传播疟疾的媒介昆虫是（   ）

    A. 所有蚊种

    B. 雌库蚊

    C. 雌按蚊

    D. 雌、雄按蚊

    E. 雌伊蚊

16. 疟原虫对人体的主要致病阶段是（   ）

    A. 红细胞内期

    B. 配子体

    C. 子孢子

    D. 红细胞外期

    E. 卵囊

17. 下列寄生在人体的疟原虫中，（   ）的配子体呈新月形。

    A. 间日疟原虫

    B. 恶性疟原虫

    C. 三日疟原虫

    D. 卵形疟原虫

    E. 上述四种疟原虫

18. 疟原虫的潜伏期包括（　　）
    A. 红细胞内期发育和配子体形成所需要的时间
    B. 子孢子侵入肝细胞，在肝细胞的发育和数代红细胞内裂体增殖所需的时间
    C. 子孢子侵入肝细胞和迟发型子孢子在红细胞内发育所需的时间
    D. 子孢子侵入肝细胞和速发型子孢子在红细胞内发育所需的时间
    E. 子孢子侵入肝细胞和配子体形成所需的时间

19. 疟色素的产生来自于（　　）
    A. 红细胞膜
    B. 疟原虫的细胞核
    C. 疟原虫的细胞质
    D. 红细胞中的血红蛋白
    E. 患者血清

20. 疟原虫的感染阶段是（　　）
    A. 子孢子
    B. 裂殖子
    C. 裂殖体
    D. 环状体
    E. 雌、雄配子体

21. 疟原虫的（　　）时期能在蚊体内继续发育。
    A. 裂殖子
    B. 裂殖体
    C. 环状体
    D. 滋养体
    E. 雌、雄配子体

22. 经输血可感染（　　）
    A. 溶组织内阿米巴
    B. 阴道毛滴虫
    C. 蓝氏贾第鞭毛虫
    D. 卡氏肺孢子虫
    E. 疟原虫

23. 疟疾患者可产生（　　）
    A. 带虫免疫
    B. 伴随免疫
    C. 终身免疫
    D. 先天性免疫
    E. 消除性免疫

24. 疟性肾病多见于(   )

    A. 间日疟患者长期未愈者

    B. 恶性疟患者长期未愈者

    C. 三日疟患者长期未愈者

    D. 卵形疟患者长期未愈者

    E. 疟原虫患者长期未愈者

25. 疟原虫寄生在人体的部位是(   )

    A. 红细胞和肝细胞

    B. 有核细胞

    C. 白细胞

    D. 淋巴细胞

    E. 脾细胞

26. 下列疟原虫中，寄生的红细胞中常见薛氏小点的是(   )

    A. 间日疟原虫

    B. 恶性疟原虫

    C. 三日疟原虫

    D. 恶性疟原虫和卵形疟原虫

    E. 间日疟原虫和恶性疟原虫

27. 吉氏或瑞氏染色时，疟原虫中蓝染部分为(   )

    A. 细胞核

    B. 细胞质

    C. 疟色素

    D. 红细胞

    E. 血红蛋白

28. 除了疟原虫直接破坏红细胞造成疟疾患者贫血外，其他的贫血原因是(   )

    A. 脾功能亢进

    B. 骨髓造血功能亢进

    C. 血小板减少

    D. 肾脏病变

    E. 红外期疟原虫破坏肝细胞

29. 间日疟原虫在人体内进行(   )

    A. 裂体增殖和配子体生成

    B. 配子生殖和孢子生殖

    C. 二分裂增殖

    D. 出芽生殖

    E. 配子生殖和出芽生殖

30. 疟疾发作表现出的周期性与（　　　）一致。

    A. 子孢子侵入人体的时间

    B. 裂殖子侵入红细胞的时间

    C. 红内期裂体增殖所需的时间

    D. 配子体形成的时间

    E. 受染疟原虫红细胞破裂的时间

31. 疟疾再燃的原因是（　　　）

    A. 迟发型子孢子

    B. 速发型子孢子

    C. 残存的红外期疟原虫

    D. 残存的红内期疟原虫

    E. 新近的再感染

32. 可作为疟疾传染源的是（　　　）

    A. 血液中含有环状体期的人

    B. 血液中含有滋养体期的人

    C. 血液中含有配子体期的人

    D. 血液中含有裂殖体期的人

    E. 血液中含有子孢子期的人

33. 各种疟原虫侵入人体后，潜伏期长短不一，其原因很多，但主要取决于（　　　）

    A. 红外期发育时间不同

    B. 红内期发育周期不同

    C. 疟原虫的种、株生物特征

    D. 人体的免疫力差异

    E. 患者服抗疟药情况

34. 间日疟原虫患者外周血检查，采血时间宜在（　　　）

    A. 发作后一周

    B. 发作后数小时至十余小时

    C. 发作后数小时

    D. 发作后七十二小时

    E. 发作后四十八小时

35. 蚊传播疟原虫的方式是（　　　）

    A. 繁殖遗传式

    B. 发育繁殖式

    C. 繁殖式

    D. 发育式

    E. 机械性携带式

36. 刚地弓形虫的传播方式是(　　　)

    A. 只能在中间宿主之间传播

    B. 只能在终宿主之间传播

    C. 只能由终宿主传播给中间宿主

    D. 只能由中间宿主传播给终宿主

    E. 既能在终宿主与中间宿主之间传播，也能在中间宿主之间传播

37. 刚地弓形虫滋养体可寄生在人体的下列细胞内，但除外(　　　)

    A. 红细胞

    B. 巨噬细胞

    C. 肝细胞

    D. 脑细胞

    E. 单核细胞

38. 刚地弓形虫致病的主要阶段是(　　　)

    A. 速殖子

    B. 配子体

    C. 缓殖子

    D. 子孢子

    E. 卵囊

39. 刚地弓形虫寄生于人体的阶段是(　　　)

    A. 仅有包囊

    B. 仅有滋养体

    C. 仅有假包囊

    D. 假包囊、包囊

    E. 假包囊、包囊、滋养体

40. 免疫功能正常的宿主感染弓形虫后，无临床症状，宿主呈现(　　　)

    A. 隐性感染

    B. 急性感染

    C. 亚急性感染

    D. 慢性感染

    E. 全身播散

41. 刚地弓形虫的实验室诊断方法是(　　　)

    A. 主要以查血液中包囊为主

    B. 主要以动物接种试验为主

    C. 主要以体外培养试验为主

    D. 病原学检查成功率低，所以多采用免疫学诊断方法

    E. 以上都不是

42. 刚地弓形虫可寄生的宿主是（　　　）

    A. 爬行动物

    B. 哺乳动物

    C. 鸟类

    D. 鱼类

    E. 以上都是

43. 刚地弓形虫的侵入途径是（　　　）

    A. 仅经胎盘

    B. 主要经口

    C. 仅经输血

    D. 经媒介昆虫叮咬

    E. 直接经正常皮肤侵入

44. 刚地弓形虫的感染阶段是（　　　）

    A. 包囊

    B. 假包囊

    C. 滋养体

    D. 卵囊

    E. 以上都是

45. 刚地弓形虫的终宿主是（　　　）

    A. 猫科动物

    B. 人类

    C. 食草动物

    D. 鸟类

    E. 爬行动物

46. 在下列原虫的生活史中，滋养体对人体具有感染性的是（　　　）

    A. 蓝氏贾第鞭毛虫

    B. 溶组织内阿米巴

    C. 结肠小袋纤毛虫

    D. 刚地弓形虫

    E. 以上均不是

47. 人体感染弓形虫的类型多为（　　　）

    A. 隐性感染

    B. 显性感染

    C. 急性感染

    D. 进行性感染

    E. 局部感染

48. 对宿主选择最不严格的原虫是(　　　)

    A. 间日疟原虫

    B. 杜氏利什曼原虫

    C. 刚地弓形虫

    D. 溶组织内阿米巴

    E. 蓝氏贾第鞭毛虫

49. 当宿主免疫力下降时，感染隐孢子虫可呈现(　　　)

    A. 仅为隐性感染

    B. 出现症状，引起隐孢子虫病

    C. 抑制隐孢子虫发育

    D. 无临床症状

    E. 杀灭隐孢子虫

50. 隐孢子虫的感染阶段和传播途径是(　　　)

    A. 卵囊，经口感染

    B. 卵囊，接触感染

    C. 滋养体，经胎盘感染

    D. 裂殖体，空气传播

    E. 卵囊，经媒介昆虫叮咬

51. 隐孢子虫寄生在人体的主要部位是(　　　)

    A. 肝

    B. 肺

    C. 肠腔

    D. 小肠上皮细胞

    E. 腹腔

52. 隐孢子虫感染主要为(　　　)

    A. 急性感染

    B. 慢性感染

    C. 隐性感染

    D. 亚急性感染

    E. 全身播散

53. 隐孢子虫的病原学检查方法是(　　　)

    A. 粪便中查卵囊

    B. 粪便中查滋养体

    C. 粪便中查合子

    D. 粪便中查配子体

    E. 粪便中查裂殖体

54. 卡氏肺孢子虫肺炎主要发生于（　　）

    A. 青少年

    B. 婴幼儿

    C. 有外伤史者

    D. 健康成年人

    E. 免疫功能缺陷或低下者

55. 卡氏肺孢子虫的传播途径和感染阶段是（　　）

    A. 经空气传播，卵囊

    B. 经口传播，包囊

    C. 经口传播，滋养体

    D. 经胎盘传播，滋养体

    E. 经空气传播，包囊

56. 卡氏肺孢子虫的寄生部位是（　　）

    A. 肾

    B. 肝

    C. 脑

    D. 肺

    E. 小肠

三、名词解释

1. 疟原虫红细胞外期

2. 疟原虫红细胞内期

3. 再燃

4. 复发

5. 带虫免疫

6. 刚地弓形虫速殖子

7. 刚地弓形虫包囊

四、问答题

1. 阐述疟疾的发作机制。

2. 简述疟原虫引起贫血的原因。

3. 简述疟原虫引起脾肿大的原因。

4. 结合疟原虫生活史，解释疟疾的潜伏期。

5. 如何用病原学方法诊断疟疾？

6. 简述厚、薄血膜涂片诊断疟疾的优缺点。

7. 免疫功能缺陷或低下者主要引起哪些寄生虫病？严重程度如何？病原学诊断方法各是什么？

8. 刚地弓形虫感染普遍的原因有哪些？

9. 为什么刚地弓形虫感染多为隐性感染？隐性感染转为急性弓形虫病的条件有哪些？

（秦秋红）

第四章　医学节肢动物

第一节　概　述

【学习指导】

1．学习内容

了解：医学节肢动物的概念、形态特征、分类、发育类型及对人类的危害。

2．重、难点分析

重点：医学节肢动物对人类的危害。

难点：虫媒病的判断依据。

【习题】

一、填空题

1．节肢动物的主要形态特征是_____、_____、_____、_____。

2．医学节肢动物主要包括_____、_____、_____、_____和_____五个纲。

3．医学节肢动物对人的危害分为_____和_____。

4．医学节肢动物对人类最重要的危害是_____，特别是_____。

5．医学节肢动物对人的直接危害包括_____、_____、_____和_____。

6．医学节肢动物传播疾病的方式有_____和_____。

7．病原体在病媒节肢动物体内发育繁殖的类型有_____、_____、_____和_____。

8．对节肢动物生态的深入研究，是为了掌握其_____，找出对其_____的不利因素，针对薄弱环节，制订切实可行的防制措施。

9．判定病媒节肢动物的依据需_____、_____、_____和_____证据。

10．对医学节肢动物的防制应采取_____，其中治本的措施是_____

防制，首先考虑的应急措施是_____。

11. 拟除虫菊酯杀虫剂具有_____、_____、击倒快、降解快、对_____等优点。

二、单选题

1. 与医学关系密切的节肢动物为（　　）
    A. 昆虫纲与甲壳纲
    B. 甲壳纲与蛛形纲
    C. 蛛形纲与昆虫纲
    D. 唇足纲与昆虫纲
    E. 唇足纲与倍足纲

2. 昆虫纲的主要形态特征是（　　）
    A. 虫体长管形，由头及若干形状相似的体节组成。头部有触角1对，体节除前3节外，每节有足2对
    B. 虫体分头、胸、腹三部，有触角1对，足3对，有翅或无翅
    C. 虫体分头胸部及腹部，或头胸腹融合为一体，有足4对，无触角，无翅
    D. 虫体分头胸部和腹部，有触角2对，步足5对，多数种类水生生活
    E. 虫体窄长，背腹扁，由头及若干形状相似的体节组成。头部有触角1对。体节除后2节外，每节有足1对。第1对足变形为毒爪

3. 蜱、螨属于医学节肢动物的（　　）
    A. 昆虫纲
    B. 唇足纲
    C. 甲壳纲
    D. 蛛形纲
    E. 倍足纲

4. 溪蟹、蝲蛄属于节肢动物门的（　　）
    A. 昆虫纲
    B. 唇足纲
    C. 甲壳纲
    D. 蛛形纲
    E. 倍足纲

5. 下列医学节肢动物中，不属于昆虫纲的是（　　）
    A. 蚤
    B. 虱
    C. 蝇
    D. 恙螨
    E. 白蛉

6. 医学节肢动物对人的危害包括（　　　）

    A. 吸血骚扰和毒害作用

    B. 毒害作用和致敏作用

    C. 致敏作用和寄生

    D. 寄生和传播疾病

    E. 直接危害和间接危害

7. 蚤传播鼠疫耶氏菌的方式属（　　　）

    A. 机械性传播

    B. 发育式

    C. 繁殖式

    D. 发育繁殖式

    E. 经卵传递

8. 蚊传播疟疾属（　　　）

    A. 机械性传播

    B. 发育式

    C. 繁殖式

    D. 发育繁殖式

    E. 经卵传递

9. 丝虫幼虫在蚊体内的发育属（　　　）

    A. 机械性传播

    B. 发育式

    C. 繁殖式

    D. 发育繁殖式

    E. 经卵传递

10. 蝇传播肠道传染病属（　　　）

    A. 机械性传播

    B. 发育式

    C. 繁殖式

    D. 发育繁殖式

    E. 经卵传递

11. 可经卵传递病原体的医学节肢动物是（　　　）

    A. 蚊

    B. 蝇

    C. 虱

    D. 恙螨

    E. 白蛉

12. 在非生物因素中，对节肢动物的影响最显著的是（ ）

    A. 温度

    B. 湿度

    C. 雨量

    D. 光照

    E. 土壤

13. 判定某种节肢动物是某地区的病媒节肢动物，必须有（ ）

    A. 生物学证据

    B. 流行病学证据

    C. 自然感染的证据

    D. 实验感染的证据

    E. 上述全部证据

14. 防制医学节肢动物应采取（ ）

    A. 环境防制

    B. 物理和化学防制

    C. 生物和遗传防制

    D. 法规防制

    E. 综合防制

15. 在医学节肢动物综合防制措施中，治本的措施是（ ）

    A. 环境防制

    B. 化学防制

    C. 物理防制

    D. 生物防制

    E. 遗传和法规防制

三、名词解释

1. 医学节肢动物

2. 机械性传播

3. 生物性传播

4. 节肢动物的生态

5. 虫媒病

四、问答题

1. 简述医学节肢动物对人的危害。

2. 简述病原体在病媒节肢动物体内的发育繁殖类型。

3. 简述研究节肢动物生态的意义。

4. 简述病媒节肢动物的判定依据。

5. 简述防制医学节肢动物的原则。

第二节 昆 虫 纲

【学习指导】

1. 学习内容

了解：主要蚊种、蝇种的特征和分布，蚤、虱的形态、生活史、生态习性及与疾病的关系，蚊、蝇、蚤、虱的防制原则，昆虫纲的形态特征。

2. 重、难点分析

重点：蚊、蝇、蚤、虱的形态特征以及与疾病的关系。

难点：蚊、蝇的形态特征以及与疾病的关系。

【习题】

一、填空题

1. 在医学节肢动物昆虫纲中能传播疾病的种类主要有_____、_____、_____、_____、_____、_____。

2. 昆虫纲成虫头部的感觉器官是_____。口器的三种形式是_____、_____和_____。

3. 昆虫纲成虫足有_____对，它由_____、_____、_____、_____、_____组成。

4. 昆虫纲的成虫翅有_____，其排列系统叫_____，是各类昆虫分类的依据。

5. 昆虫发育需要经历_____与_____ 2 个阶段。

6. 半变态的生活史为_____、_____和_____三个时期。

7. 与人类疾病有关的蚊类主要是_____、_____和_____属的蚊种。

8. 蚊的生活史属于_____变态，经历_____、_____和_____的过程变为成虫。

9. 按蚊属成蚊触须与喙的长度_____，停落时虫体与停落面_____。

10. 库蚊与伊蚊属雄蚊触须比喙_____，雌蚊则_____，停落时，虫体与停落面_____。

11. 在我国偏嗜吸人血的主要蚊种有_____、_____、_____、_____和_____。

12. 传播登革热的主要媒介是_____和_____。

13. 白蛉口器为_____式，口腔内有_____与_____。

14. 白蛉属于_____变态昆虫，有_____、_____、_____、_____四个阶段。

15. 在我国主要传播疫病的媒介白蛉是_____、_____、_____和_____。

16. 与人类疾病有关的蝇多为＿＿＿＿＿＿、＿＿＿＿＿＿、＿＿＿＿＿＿及＿＿＿＿＿＿的蝇种。

17. 成蝇的口器多为＿＿＿＿＿＿，用于取食的部位是＿＿＿＿＿＿。蝇爪末端有一对＿＿＿＿＿＿，可分泌黏液，携带病原体。

18. 蝇三龄幼虫的后气门由＿＿＿＿＿＿、＿＿＿＿＿＿、＿＿＿＿＿＿组成，是分类的依据。

19. 根据蝇类滋生物的性质，可将蝇滋生地分为＿＿＿＿＿＿、＿＿＿＿＿＿、＿＿＿＿＿＿、＿＿＿＿＿＿和＿＿＿＿＿＿五种类型。

20. 按照不同蝇种的繁殖盛期所在的季节，可将蝇分为＿＿＿＿＿＿、＿＿＿＿＿＿、＿＿＿＿＿＿和＿＿＿＿＿＿四种类型。

21. 我国常见的蝇种是＿＿＿＿＿＿、＿＿＿＿＿＿、＿＿＿＿＿＿、＿＿＿＿＿＿和＿＿＿＿＿＿。

22. 蝇类的＿＿＿＿＿＿可作为传播疾病媒介，＿＿＿＿＿＿则可作为病原体寄生于人体。

23. 蚤是恒温动物的＿＿＿＿＿＿寄生虫。其生活史属于＿＿＿＿＿＿型。

24. 蚤成虫体表有＿＿＿＿＿＿、＿＿＿＿＿＿、＿＿＿＿＿＿等结构，有利于其在宿主毛发间行动。

25. 蚤成虫胸部分＿＿＿＿＿＿节，足分为＿＿＿＿＿＿、＿＿＿＿＿＿、＿＿＿＿＿＿三对，适于跳跃。

26. 雄蚤与雌蚤腹部中具有分类依据的部分分别是＿＿＿＿＿＿和＿＿＿＿＿＿。

27. 在蚤的生活史中营自生生活的阶段是＿＿＿＿＿＿、＿＿＿＿＿＿，营寄生生活的阶段是＿＿＿＿＿＿。

28. 蚤对宿主的选择可分为＿＿＿＿＿＿、＿＿＿＿＿＿和＿＿＿＿＿＿型。

29. 蚤成虫吸血习性特点为＿＿＿＿＿＿、＿＿＿＿＿＿和＿＿＿＿＿＿。

30. 寄生于人体的虱有两种，即＿＿＿＿＿＿与＿＿＿＿＿＿。

31. 虱的口器为＿＿＿＿＿＿，常＿＿＿＿＿＿头内，吸血时才＿＿＿＿＿＿。

32. 虱足的末端是弯曲的＿＿＿＿＿＿，当其与＿＿＿＿＿＿合拢时可紧握宿主的毛发。

33. 耻阴虱成虫体宽短似＿＿＿＿＿＿，三对足中，较粗大的是＿＿＿＿＿＿和＿＿＿＿＿＿。

34. 虱的生活史发育为＿＿＿＿＿＿，可分为＿＿＿＿＿＿、＿＿＿＿＿＿和＿＿＿＿＿＿阶段。

35. 耻阴虱的传播主要通过＿＿＿＿＿＿，近年已列为＿＿＿＿＿＿。

36. 蜚蠊俗称＿＿＿＿＿＿，它可携带多种病原体传播疾病，我国常见的种类是＿＿＿＿＿＿和＿＿＿＿＿＿。

37. 蜚蠊触角细长呈＿＿＿＿＿＿，口器为＿＿＿＿＿＿式。

38. 蜚蠊具有两对翅，前翅为＿＿＿＿＿＿，后翅为＿＿＿＿＿＿。雌虫腹部末节分叶状的＿＿＿＿＿＿＿＿可夹持卵荚。

39. 蜚蠊为＿＿＿＿＿＿＿＿性昆虫，喜食＿＿＿＿＿＿＿＿食物，亦食腐败食物，并常需＿＿＿＿＿＿＿＿。

40. 蜚蠊传播疾病主要通过＿＿＿＿＿＿＿＿或＿＿＿＿＿＿＿＿携带病原体，主要传播疾病的方式是＿＿＿＿＿＿＿＿。

41. 蜚蠊的＿＿＿＿＿＿＿＿、＿＿＿＿＿＿＿＿与＿＿＿＿＿＿＿＿均可越冬，温度低于＿＿＿＿＿＿＿＿时进入越冬状态。

二、单选题

1. 属于昆虫纲成虫的特征的是（　　）
   A. 成虫有三对足、头胸腹融合成躯体
   B. 成虫有四对足，无翅
   C. 分为头、胸、腹三部分
   D. 分为头胸部、腹部两部分
   E. 以上特征均不正确

2. 医学昆虫全变态特点是（　　）
   A. 生活史分卵、若虫、成虫
   B. 生活史分卵、幼虫、蛹、成虫
   C. 生活史分为卵、幼虫、若虫、成虫
   D. 幼虫与成虫形态相似
   E. 若虫与成虫相似

3. 属半变态的医学昆虫是（　　）
   A. 蚊
   B. 蝇
   C. 虱
   D. 蚤
   E. 白蛉

4. 按蚊属的成蚊特点为（　　）
   A. 翅有黑白斑，虫体与停落面成一角度
   B. 翅狭长，停息时虫体与停落面平行
   C. 翅狭长，停息时两翅向后上方竖立
   D. 翅有 2 对，前翅革质，后翅膜质
   E. 以上特点均不正确

5. 中华按蚊成蚊翅的形态特征是（　　）
   A. 翅前缘脉有 2 个白斑
   B. 翅前缘脉有 4 个白斑
   C. 翅前缘脉有 6 个白斑
   D. 翅前缘脉无白斑

E. 以上特征均不正确

6. 白纹伊蚊成蚊的形态特点有（   ）

　　A. 喙无白环，腹部背面有基白带

　　B. 体型小、黑色、中胸盾板有白色纵纹

　　C. 棕褐色、触须上有 3 个白环

　　D. 灰褐色、触须上有 4 个白环

　　E. 棕褐色、喙中段有一宽白环

7. 我国偏嗜吸畜血兼吸人血的蚊种有（   ）

　　A. 中华按蚊

　　B. 微小按蚊

　　C. 白纹伊蚊

　　D. 大劣按蚊

　　E. 淡色库蚊

8. 下列蚊种中，可传播疟疾的是（   ）

　　A. 淡色库蚊与三带喙库蚊

　　B. 白纹伊蚊与埃及伊蚊

　　C. 中华按蚊与嗜人按蚊

　　D. 白纹伊蚊与淡色库蚊

　　E. 以上蚊种均可传播

9. 可作为丝虫病媒介的蚊种是（   ）

　　A. 中华按蚊与微小按蚊

　　B. 淡色库蚊与中华按蚊

　　C. 嗜人按蚊与大劣按蚊

　　D. 白纹伊蚊与三带喙库蚊

　　E. 以上蚊种均可传播

10. 可传播流行性乙型脑炎的媒介蚊种是（   ）

　　A. 中华按蚊

　　B. 微小按蚊

　　C. 大劣按蚊

　　D. 三带喙库蚊

　　E. 嗜人按蚊

11. 白蛉头部具有分类依据的部分是（   ）

　　A. 复眼、触角

　　B. 触角、触须

　　C. 口器、口腔

　　D. 口腔、触须

　　E. 口甲、色板、咽甲

12. 白蛉腹部具有分类依据的部分是(　　)

　　A. 雌蛉尾部

　　B. 雄蛉与雌蛉尾部

　　C. 雌蛉尾部与受精囊

　　D. 雄蛉尾部与雌蛉受精囊

　　E. 以上均可

13. 白蛉的吸血习性为(　　)

　　A. 仅雌蛉吸血

　　B. 仅雄蛉吸血

　　C. 雌、雄蛉均吸血

　　D. 仅吸人血

　　E. 成虫、幼虫均吸血

14. 白蛉生态特点是(　　)

　　A. 飞翔能力强，活动范围达 1～2km

　　B. 飞翔能力弱，活动范围仅 30m

　　C. 幼虫在水中营自生生活

　　D. 出现季节长，可达 8～9 个月

　　E. 繁殖力强，1 年可繁殖数代

15. 我国白蛉主要传播的疾病是(　　)

　　A. 疟疾

　　B. 丝虫病

　　C. 黑热病

　　D. 流行性乙型脑炎

　　E. 登革热

16. 家蝇的滋生地有(　　)

　　A. 腐败动物质

　　B. 稀人粪

　　C. 酱缸

　　D. 垃圾

　　E. 以上均可

17. 夏秋季肠道传染病中较重要的蝇类型是(　　)

　　A. 春秋型

　　B. 夏秋型、春秋型

　　C. 夏型、秋型

　　D. 秋型、春秋型

　　E. 夏秋型与秋型

18. 蝇的生态习性中，与传播疾病有关的是（　　）

    A. 季节分布较广

    B. 有趋光性，白天活动

    C. 食性杂，边吃、边排、边吐

    D. 大多数以蛹越冬

    E. 有些蝇种可直接产幼虫

19. 蝇可机械性传播的寄生虫病有（　　）

    A. 疟疾与弓形虫病

    B. 血吸虫病与肺吸虫病

    C. 猪带绦虫病与牛带绦虫病

    D. 蛔虫病与阿米巴痢疾

    E. 钩虫病与丝虫病

20. 可进行生物性传播寄生虫病的蝇种是（　　）

    A. 大头金蝇与丝光绿蝇

    B. 黑尾麻蝇与家蝇

    C. 家蝇与舌蝇

    D. 大头金蝇与家蝇

    E. 上述蝇种均可

21. 蚤成虫的形态特点是（　　）

    A. 背腹扁平、体表有毛

    B. 口器为刺吸式、翅有一对

    C. 两侧扁平，全身有毛、鬃、刺

    D. 口器为咀嚼式，触角一对

    E. 以上特点均不正确

22. 蚤的吸血习性是（　　）

    A. 仅雌蚤吸血

    B. 仅雄蚤吸血

    C. 雌、雄蚤均吸血

    D. 幼虫与成虫均吸血

    E. 仅幼虫吸血

23. 鼠疫耶氏菌能在蚤体内大量繁殖的部位是（　　）

    A. 蚤胃上皮细胞内

    B. 蚤胃上皮细胞表面

    C. 蚤体腔内

    D. 蚤唾液腺内

    E. 蚤前胃几丁质刺之间

24. 蚤可传播鼠型斑疹伤寒的机制是莫氏立克次体可以（　　）

    A. 在蚤胃上皮细胞内繁殖，粪便污染伤口

    B. 在蚤唾液腺中繁殖，吸血时注入

    C. 在蚤体腔内繁殖，挤碎后污染伤口

    D. 在蚤体表繁殖，机械传播

    E. 上述情况均可发生

25. 蚤可作为（　　）的中间宿主。

    A. 猪带绦虫与细粒棘球绦虫

    B. 牛带绦虫与曼氏迭宫绦虫

    C. 肝吸虫与肠吸虫

    D. 犬复殖孔绦虫与微小膜壳绦虫

    E. 弓形虫与杜氏利什曼原虫

26. 属于体虱成虫特征的是（　　）

    A. 两侧扁平，口器为刺吸式

    B. 背腹扁平，雌虱腹末端为 W 型

    C. 头部菱形，口器为咀嚼式

    D. 有触角一对，口器为舐吸式

    E. 雄虱尾端呈 W 型，雌虱尾端呈钝圆状

27. 虱的吸血习性为（　　）

    A. 仅成虫嗜吸人血

    B. 成虫嗜吸人血兼吸畜血

    C. 成虫、若虫嗜吸畜血

    D. 成虫、若虫嗜吸人血

    E. 成虫、若虫嗜吸畜血，兼吸人血

28. 虱的生态习性中，不正确的是（　　）

    A. 成虫、若虫均吸血

    B. 成虫不耐饥，需每日吸血

    C. 对宿主体温、湿度敏感

    D. 边吸血边排粪便

    E. 幼虫营自生生活

29. 流行性斑疹伤寒病原体普氏立克次体可在（　　）

    A. 虱胃上皮细胞内繁殖

    B. 虱唾腺内繁殖

    C. 虱体表面繁殖

    D. 虱体腔内繁殖

    E. 以上情况均可发生

30. 虱传回归热病原体回归热疏螺旋体，可在（　　）
    A. 虱体表面繁殖
    B. 虱血腔内繁殖
    C. 虱唾腺内繁殖
    D. 虱体内经卵传递
    E. 虱胃上皮细胞内繁殖

31. 虱传播战壕热是由于病原体五日热立克次体在（　　）
    A. 虱血淋巴中大量出现
    B. 虱体表面大量繁殖
    C. 虱体内经卵传递
    D. 虱消化道内繁殖
    E. 以上情况均可发生

32. 虱的防制措施中有效的是（　　）
    A. 注意饮食卫生
    B. 搞好环境卫生，清理垃圾
    C. 消灭鼠类保虫宿主
    D. 注意个人卫生，勤洗衣被等
    E. 室内喷洒杀虫剂

33. 下列有关蜚蠊成虫形态特征的描述，不正确的是（　　）
    A. 头部较小，隐伏于前胸腹面
    B. 口器为咀嚼式，触角细长，分节
    C. 胸部有翅 2 对，足粗大多毛
    D. 雄虫尾端有腹刺 1 对
    E. 胸部有翅 1 对，口器为舐吸式

34. 下列有关蜚蠊生活习性的描述，正确的是（　　）
    A. 飞翔能力强，活动范围大
    B. 白天在靠近食物处活动，夜间隐匿
    C. 夜间在靠近食物处活动，白天隐匿
    D. 耐饥能力弱，需每日取食
    E. 仅成虫越冬

35. 蜚蠊可传播的寄生虫有（　　）
    A. 疟原虫、刚地弓形虫
    B. 毛首鞭形线虫、似蚓蛔线虫
    C. 日本裂体吸虫、华支睾吸虫
    D. 链状带绦虫、肥胖带绦虫
    E. 丝虫、旋毛形虫

36. 下列有关蜚蠊的防制措施，无效的是（　　）

    A. 保持环境整洁

    B. 及时清理垃圾

    C. 堵塞缝洞，清除栖息场所

    D. 喷洒药物杀虫

    E. 杀灭鼠类保虫宿主

37. 不属于昆虫纲的医学节肢动物是（　　）

    A. 蚊、蝇

    B. 虱、蚤

    C. 白蛉、蜚蠊

    D. 硬蜱、疥螨

    E. 蚤、蜚蠊

38. 口器为舐吸式的医学昆虫是（　　）

    A. 蚊

    B. 白蛉

    C. 蝇

    D. 蚤

    E. 虱

39. 下列医学昆虫中只嗜吸人血的是（　　）

    A. 虱

    B. 白蛉

    C. 蚤

    D. 中华按蚊

    E. 微小按蚊

40. 在医学节肢动物昆虫纲中，传播疾病方式为发育增殖式的是（　　）

    A. 蚊传播丝虫病

    B. 白蛉传播黑热病

    C. 虱传播回归热

    D. 蚤传播鼠疫

    E. 蜚蠊传播阿米巴痢疾

41. 在医学节肢动物昆虫纲中，传播疾病方式为繁殖式的是（　　）

    A. 蝇传播贾第虫病

    B. 蚊传播疟疾

    C. 虱传播战壕热

    D. 蚊传播丝虫病

    E. 白蛉传播黑热病

42. 在医学节肢动物昆虫纲中，传播疾病方式为经卵传递的是（　　　　）

    A. 蝇幼虫引起蝇蛆病

    B. 蚊传播丝虫病

    C. 蚤传播鼠型斑疹伤寒

    D. 虱传播流行性斑疹伤寒

    E. 蚊传播流行性乙型脑炎

三、名词解释

1. 变态

2. 全变态

3. 半变态

4. 家栖性

5. 半家栖性

6. 野栖性

7. 越冬

8. 蝇蛆病

9. 专性蝇蛆病

10. 半专性蝇蛆病

11. 偶然性蝇蛆病

四、问答题

1. 昆虫纲成虫形态有何特征？

2. 昆虫纲的成虫口器可分为哪几种？举例说明。

3. 简述蚊生活史。

4. 蚊的栖息习性与吸血习性有何特点？

5. 蚊能传播哪些寄生虫病？简述其机制。

6. 在我国白蛉主要传播何种疾病？如何传播？

7. 根据白蛉的生态特点，阐明防制黑热病的有利因素。

8. 蝇与传播疾病有关的形态与生活习性有哪些？

9. 蝇传播疾病的主要方式是什么？可传播哪些疾病？

10. 蚤可传播哪些疾病？简述其机制。

11. 虱可传播哪些疾病？其机制是什么？

12. 对虱应采取哪些防制措施？

13. 蜚蠊主要以何种方式传播疾病？

14. 采取哪些措施可有效防制蜚蠊？

第三节　蛛形纲

【学习指导】

1. 学习内容

掌握：人疥螨的形态、生活史及生态习性、致病性，疥疮的实验室诊断方法、流行和防制。

了解：蠕形螨的形态、致病性、诊断方法和防制原则，蜱、恙螨的形态、生活史及生态习性、与疾病的关系及防制原则，蛛形纲的形态特征。

2. 重、难点分析

重点：蜱与螨的形态区别，硬蜱与软蜱的形态区别，蜱与螨的常见种类与其危害。

难点：蜱与螨的形态区别，硬蜱与软蜱的形态区别。

【习题】

一、填空题

1. 在蛛形纲中，与人类疾病有关，并可传播疫病的是_____亚纲，其成虫的基本结构分为_____与_____两部分。

2. 硬蜱成虫背面有_____，从背部可观察到躯体前端有一_____。

3. 硬蜱成虫的雌雄可根据其_____的大小来区别。

4. 硬蜱成虫足有_____对，第一对足跗节背面有一对_____，司嗅觉功能。

5. 硬蜱生活史中发育阶段有_____、_____、_____和_____ 4 个时期。

6. 某些蜱叮咬人后引起人肌肉麻痹，是因为其唾液内含_____。

7. 硬蜱可传播以病毒为病原体的疾病有_____和_____，还可传播病原体为伯氏包柔螺旋体的疾病是_____。

8. 森林脑炎的传播媒介为_____，病原体可以_____传播。

9. 蜱传播的螺旋体病有_____和_____，前者是_____传的，后者则是_____传的。

10. 硬蜱若虫只有_____龄，而软蜱若虫有_____龄。

11. 软蜱的第 1、2 对足基节间有_____，它在传播疾病中有一定作用。

12. 软蜱传播_____，其病原体为伊朗包柔螺旋体和拉氏包柔螺旋体，病原体可在媒介体内_____，使下一代蜱亦有感染性。

13. 软蜱雌虫每次产卵前需_____，所以在其生活史中需_____更换宿主。

14. 与传播疾病有关的恙螨种类主要有_____和_____等。

15. 恙螨活动范围_____，多呈_____，可借宿主携带扩散。

16. 恙螨对人的直接危害是由于叮咬引起_____，而作为媒介可传播_____。

17. 恙螨营寄生生活的虫期为_____，其刺吸宿主时可传播的疾病是_____，传播方式为_____。

18. 疥螨雄虫第 3 对足末端为_____，而雌虫第 3、4 对足末端也为_____。

19. 疥螨生活史中发育阶段有_____、_____、_____、_____和_____ 5 个时期。

20. 疥螨幼虫在宿主_____中孵出，而在_____发育为二期若虫。

21. 疥螨寄生于人体的部位为_____，传播方式为_____，诊断方法为_____。

22. 雌疥螨若虫交配后又钻入宿主_____，经过_____发育为雌虫。

23. 疥螨致敏物质主要有_____、_____和_____。

24. 蠕形螨又可分为_____和_____两种，分别寄生于人体的_____和_____，人类受感染途径是_____和_____。

25. 蠕形螨虫体似_____，其躯体部分可分_____与_____两部分。

26. 蠕形螨主要通过_____感染，人群自然感染率较高。

27. 屋尘螨各期营_____，多在被褥、居室中，以人体的_____为食。

28. 尘螨作为病原体主要引起_____疾病，其_____、_____和_____均为过敏原。

29. 尘螨性过敏患者常表现为_____、_____和_____。

30. 尘螨引起的疾病主要的治疗方法是_____。

31. 尘螨是强烈的过敏原，患者临床表现有_____和_____、_____三种。

32. 以经卵传递式传播的虫媒病，如恙螨传播_____，革螨传播_____和_____。

二、单选题

1. 在分类学中，蜱、螨属于（　　　）

    A. 蛛形纲

    B. 昆虫纲

    C. 甲壳纲

    D. 倍足纲

    E. 唇足纲

2. 硬蜱成虫结构包括（　　　）

    A. 头、胸、腹三部分

    B. 颚体与躯体

    C. 足体与末体

    D. 头部与胸腹部

    E. 以上均不是

3. 硬蜱生活史中吸血的阶段是（   ）

    A. 雌蜱

    B. 雄蜱

    C. 幼虫

    D. 若虫

    E. 以上各期均可

4. 硬蜱吸血产卵的特点为（   ）

    A. 雌蜱吸血前将卵一次产完

    B. 雌蜱吸血前将卵多次产完

    C. 雌蜱吸血后将卵一次产完

    D. 雌蜱吸血后将卵多次产完

    E. 以上情况均可能发生

5. 传播新疆出血热的硬蜱是（   ）

    A. 全沟硬蜱

    B. 亚东璃眼蜱

    C. 森林革蜱

    D. 嗜群血蜱

    E. 残缘璃眼蜱

6. 传播莱姆病的硬蜱是（   ）

    A. 亚东璃眼蜱

    B. 森林革蜱

    C. 微小牛蜱

    D. 全沟硬蜱

    E. 以上硬蜱均可能

7. 软蜱颚体的位置是在（   ）

    A. 躯体前端

    B. 躯体前端腹面

    C. 躯体后端

    D. 躯体前端背面

    E. 上述情况均可能出现

8. 软蜱传播的蜱媒回归热，病原体存在于媒介的（   ）

    A. 体表与血淋巴中

    B. 唾液与胃上皮细胞中

    C. 唾液与基节液中

D. 基节液与媒介体表

E. 上述情况均可能出现

9. 传播蜱媒回归热的是（　　）

A. 全沟硬蜱与亚东璃眼蜱

B. 全沟硬蜱与森林革蜱

C. 乳突钝缘蜱与特突钝缘蜱

D. 乳突钝缘蜱与微小牛蜱

E. 以上情况均可能出现

10. 区别软蜱与硬蜱的主要依据之一是（　　）

A. 体色的差异

B. 体积大小的不同

C. 盾板的有无

D. 颚体形态区别

E. 以上情况均可

11. 恙螨生活史中营寄生生活的是（　　）

A. 雌螨

B. 雌螨与雄螨

C. 成虫与若虫

D. 成虫与若虫、幼虫

E. 幼虫

12. 在自然界中，恙螨的主要宿主是（　　）

A. 人类

B. 鼠类

C. 家畜

D. 家禽

E. 猫或犬类

13. 恙螨幼虫传播的恙虫病是通过（　　）

A. 叮咬宿主时，唾液中的病原体注入

B. 体表的病原体污染叮咬伤口

C. 粪便中含有的病原体污染伤口

D. 机械性携带污染食物，经口感染

E. 恙螨被挤碎后，病原体污染伤口

14. 在恙螨的防制措施中行之有效的是（　　）

A. 注意个人卫生

B. 安装纱门、纱窗，防止叮咬

C. 治疗患者，消除传染源

D. 消灭鼠类

　　E. 及时清除垃圾，粪便做无害化处理

15. 疥螨雌虫形态与雄虫不同的是（　　）

　　A. 雄虫较雌虫为大

　　B. 雌虫背面有一块盾板

　　C. 雌虫第四对足末端为长鬃

　　D. 雌虫第四对足末端为吸垫

　　E. 上述情况均不正确

16. 疥螨生活史中繁殖过程为（　　）

　　A. 雌虫与第二期雄若虫在皮肤表面交配

　　B. 雄虫与第二期雌若虫在皮肤表面交配

　　C. 雌虫与第二期雄若虫在皮内隧道中交配

　　D. 雄虫与第二期雌若虫在皮内隧道中交配

　　E. 上述情况均可出现

17. 疥螨在人体寄生，主要摄取（　　）

　　A. 血液

　　B. 组织液

　　C. 淋巴液

　　D. 角质组织

　　E. 肌肉组织

18. 疥螨对人的危害主要是（　　）

　　A. 作为病原体引起皮炎

　　B. 吸入后可引起变态反应

　　C. 误食后引起消化道疾病

　　D. 可作为传播疾病的媒介

　　E. 以上情况均可以发生

19. 疥疮的实验室诊断方法为（　　）

　　A. 粪便涂片检查

　　B. 血液涂片检查

　　C. 活组织检查

　　D. 消毒针挑破局部皮肤检查

　　E. 免疫学方法检查

20. 下列防制疥疮的措施中无效的是（　　）

　　A. 注意个人卫生，勤洗澡，勤换衣服

　　B. 避免与患者直接接触

　　C. 对患者的衣物经常做消毒处理

　　D. 饭前便后要洗手，讲究饮食卫生

　　E. 用硫黄软膏等涂在患处

21. 毛囊蠕形螨与皮脂蠕形螨的主要区别是（　　　）

    A. 毛囊蠕形螨末体较长，尾端尖

    B. 毛囊蠕形螨末体较短，尾端钝

    C. 毛囊蠕形螨末体较长，尾端钝

    D. 皮脂蠕形螨末体较长，尾端尖

    E. 两者无区别

22. 蠕形螨寄生的部位是（　　　）

    A. 皮下组织中

    B. 皮下隧道中

    C. 毛囊深部或皮脂腺内

    D. 有时可出现在外周血中

    E. 以上情况均可出现

23. 蠕形螨感染的部位最多见的是（　　　）

    A. 腹部

    B. 颜面部

    C. 胸部

    D. 颈部

    E. 四肢

三、名词解释

1. 二宿主蜱

2. 三宿主蜱

3. 多宿主蜱

4. 蜱瘫痪

5. 螨岛

四、问答题

1. 简述硬蜱与软蜱生活史、生态习性之异同。

2. 简述硬蜱与软蜱对人的危害。

3. 对蜱的防制可采取哪些措施？

4. 简述恙螨的生活史及生态特点。

5. 恙螨是如何传播疾病的？

6. 简述疥螨的生活史、生态特点及致病机制。

7. 如何诊断与防制疥疮？

8. 简述蠕形螨的致病机制及诊断方法。

9. 简述尘螨的致病机制。

（秦秋红　运晨霞）

第五章　总复习

一、填空题

1. 可引起贫血的寄生虫有_____、_____和_____。

2. 主动经皮肤感染的寄生虫有_____和_____。

3. 常见人体寄生虫中感染阶段为囊尾蚴的有_____、_____；感染阶段为囊蚴的有_____、_____、_____；感染阶段为幼虫囊包的有_____。

4. 在我们所观察的蠕虫卵中，卵壳外具蛋白质膜的是_____卵，具有厚胚膜结构的是_____卵，卵两端有透明塞盖的是_____卵，具卵盖结构的有_____、_____卵等。

5. 生食未洗净的青菜，可能感染肠内寄生的蠕虫有_____、_____、_____和_____等。

6. 输血可能感染的原虫有_____、_____和_____。

7. 细胞内寄生的原虫有_____、_____和_____。

8. 可寄生于肝脏组织内的原虫有_____、_____、_____和_____。

9. 在原虫致病过程中_____和_____常引起人体肝、脾肿大和贫血。

10. 可引起脑部病变的寄生原虫有_____、_____和_____。

11. 寄生于人体的螨类有_____、_____、_____和_____。

12. 蚊能传播的疾病有_____、_____、_____和_____。

二、多选题

1. 寄生虫对宿主的损害作用主要有（　　　　）

   A. 掠夺营养

   B. 毒性作用

   C. 免疫损伤

   D. 致畸作用

     E. 机械性损伤

2. 人体感染寄生虫后可以表现为（　　　）

     A. 带虫状态

     B. 慢性感染

     C. 隐性感染

     D. 异位寄生

     E. 急性发作

3. 寄生虫病的传染源包括（　　　）

     A. 患者

     B. 带虫者

     C. 易感者

     D. 媒介节肢动物

     E. 保虫宿主

4. 能引起血内嗜酸性粒细胞增多的寄生虫病有（　　　）

     A. 丝虫病

     B. 血吸虫病

     C. 疟疾

     D. 弓形虫病

     E. 卫氏并殖吸虫病

5. 雌雄同体的寄生虫是（　　　）

     A. 吸虫（血吸虫除外）

     B. 绦虫

     C. 土源性线虫

     D. 生物源性线虫

     E. 棘头虫

6. 成虫与幼虫都可寄生在人体的蠕虫是（　　　）

     A. 蛲虫

     B. 旋毛虫

     C. 血吸虫

     D. 猪带绦虫

     E. 牛带绦虫

7. 吸虫生活史共同具有的特点是（　　　）

     A. 与水关系密切

     B. 均有保虫宿主

     C. 均有幼体增殖现象

     D. 感染阶段为囊蚴

     E. 需要中间宿主

8. 下列寄生虫中属于生物源性蠕虫的是（　　）

    A. 丝虫

    B. 钩虫

    C. 姜片虫

    D. 旋毛虫

    E. 蛲虫

9. 引起腹泻症状的线虫有（　　）

    A. 钩虫

    B. 鞭虫

    C. 粪类圆线虫

    D. 蛔虫

    E. 旋毛虫

10. 成虫对人体的危害比幼虫大的线虫有（　　）

    A. 似蚓蛔线虫

    B. 毛首鞭形线虫

    C. 蠕形住肠线虫

    D. 钩虫

    E. 旋毛虫

11. 生活史中幼虫期经过肺部的线虫有（　　）

    A. 蛔虫

    B. 旋毛虫

    C. 钩虫

    D. 丝虫

    E. 蛲虫

12. 蛔虫可能引起的并发症有（　　）

    A. 蛔虫性阑尾炎

    B. Ⅰ型变态反应

    C. 胆道蛔虫病

    D. 肠梗阻

    E. 肠穿孔

13. 成虫寄生于肠道的线虫有（　　）

    A. 鞭虫

    B. 蛲虫

    C. 旋毛虫

    D. 钩虫

    E. 丝虫

14. 旋毛虫病的诊断方法有( )
    A. 肌肉压片法
    B. 免疫学方法查抗原
    C. 免疫学方法查抗体
    D. 粪便查虫卵
    E. 粪便查包囊

15. 完成生活史需要其他宿主参与的人体线虫是( )
    A. 钩虫
    B. 似蚓蛔线虫
    C. 旋毛形线虫
    D. 蠕形住肠线虫
    E. 丝虫

16. 幼虫不经血-肺移行直接在肠道中发育为成虫的线虫是( )
    A. 似蚓蛔线虫
    B. 毛首鞭形线虫
    C. 美洲板口线虫
    D. 旋毛形线虫
    E. 蠕形住肠线虫

17. 生活史中不需要中间宿主的寄生虫是( )
    A. 蛔虫
    B. 钩虫
    C. 旋毛虫
    D. 丝虫
    E. 蠕形住肠线虫

18. 吸取人体血液的线虫有( )
    A. 班氏吴策线虫
    B. 马来布鲁线虫
    C. 十二指肠钩口线虫
    D. 美洲板口线虫
    E. 毛首鞭形线虫

19. 4种常见吸虫均有的发育阶段是( )
    A. 囊蚴
    B. 尾蚴
    C. 毛蚴
    D. 胞蚴
    E. 裂头蚴

20. 完成生活史仅需一个中间宿主的吸虫是（　　）

    A. 卫氏并殖吸虫

    B. 日本血吸虫

    C. 布氏姜片吸虫

    D. 肝片形吸虫

    E. 斯氏狸殖吸虫

21. 能致肝硬化的吸虫是（　　）

    A. 布氏姜片吸虫

    B. 卫氏并殖吸虫

    C. 日本血吸虫

    D. 华支睾吸虫

    E. 斯氏狸殖吸虫

22. 有关吸虫和吸虫病的正确论述有（　　）

    A. 都是人畜共患的寄生虫病

    B. 虫卵必须入水才能进一步发育

    C. 保虫宿主也是重要的传染源

    D. 感染期为囊蚴或尾蚴

    E. 某些吸虫的幼虫可致幼虫移行症

23. 对预防吸虫病有重要作用的措施是（　　）

    A. 治疗患者、带虫者

    B. 加强粪便管理

    C. 不生食鱼虾和水生植物

    D. 消灭蚊

    E. 不接触疫水

24. 成虫不寄生于人体肠道内，但可在人粪便中查到虫卵的寄生虫有（　　）

    A. 血吸虫

    B. 肝吸虫

    C. 肺吸虫

    D. 姜片虫

    E. 旋毛虫

25. 人患姜片虫病可能出现的临床表现有（　　）

    A. 贫血

    B. 水肿

    C. 肝硬化

    D. 腹痛、腹泻

    E. 肠梗阻

26. 卫氏并殖吸虫病病原学诊断方法有（　　）

　　A. 皮下结节活检查童虫

　　B. 痰液中查虫卵

　　C. 粪便中查虫卵

　　D. 皮下结节活检查成虫

　　E. 皮下结节活检查虫卵

27. 日本血吸虫病病原学检查方法有（　　）

　　A. 粪便直接涂片法

　　B. 粪便饱和盐水漂浮法

　　C. 粪便自然沉淀法

　　D. 直肠镜检

　　E. 毛蚴孵化法

28. 绦虫成虫的形态特点包括（　　）

　　A. 无消化道

　　B. 虫体分节

　　C. 雌雄异体

　　D. 虫体背腹扁平

　　E. 子宫孔开口于节片侧面

29. 虫卵也可以感染人体的绦虫有（　　）

　　A. 猪带绦虫

　　B. 牛带绦虫

　　C. 曼氏迭宫绦虫

　　D. 微小膜壳绦虫

　　E. 细粒棘球绦虫

30. 寄生于人体组织的绦虫幼虫有（　　）

　　A. 囊尾蚴

　　B. 裂头蚴

　　C. 棘球蚴

　　D. 似囊尾蚴

　　E. 原尾蚴

31. 人粪便检查可检到寄生虫卵的有（　　）

　　A. 曼氏迭宫绦虫

　　B. 细粒棘球绦虫

　　C. 猪带绦虫

　　D. 牛带绦虫

　　E. 微小膜壳绦虫

32. 寄生于眼组织并可引起眼损害的寄生虫是（　　）

    A. 猪带绦虫

    B. 牛带绦虫

    C. 细粒棘球绦虫

    D. 多房棘球绦虫

    E. 曼氏迭宫绦虫

33. 可用于囊尾蚴病诊断的方法有（　　）

    A. 粪检虫卵

    B. 免疫学诊断

    C. 活组织检查

    D. 肛门拭子法

    E. CT 检查

34. 猪囊尾蚴在人体的寄生部位有（　　）

    A. 皮下组织和肌肉

    B. 眼和脑

    C. 心脏

    D. 舌

    E. 骨骼

35. 常用于鉴别猪带绦虫和牛带绦虫形态特点的是（　　）

    A. 头节的结构

    B. 成节的结构

    C. 孕节的结构

    D. 虫卵的结构

    E. 幼节的结构

36. 棘球蚴对人体的危害有（　　）

    A. 机械压迫

    B. 癌变

    C. 毒性和过敏反应

    D. 精神障碍

    E. 继发感染

37. 饭前不洗手可能感染的绦虫有（　　）

    A. 曼氏迭宫绦虫

    B. 牛带绦虫

    C. 猪囊尾蚴

    D. 棘球蚴

    E. 泡球蚴

38. 细粒棘球绦虫的中间宿主为（　　　）
    A. 犬
    B. 狼
    C. 羊
    D. 人
    E. 马

39. 棘球蚴病的诊断方法是（　　　）
    A. 询问病史
    B. 影像学检查
    C. 免疫学检查抗原
    D. 穿刺检查
    E. 粪便查虫

40. 诊断棘球蚴病禁忌穿刺的原因是（　　　）
    A. 可以引起急性过敏性休克
    B. 可致继发性棘球蚴病
    C. 引起胃肠道不适
    D. 可致急性弥漫性腹膜炎
    E. 可形成肠梗阻

41. 微小膜壳绦虫的感染方式为（　　　）
    A. 经饮食感染
    B. 自身体内重复感染
    C. 昆虫媒介传播
    D. 异体感染
    E. 自体体外感染

42. 能够自身（体外或体内）感染的蠕虫病有（　　　）
    A. 旋毛虫病
    B. 蛲虫病
    C. 微小膜壳绦虫病
    D. 囊虫病
    E. 猪带绦虫病

43. 裂头蚴病的感染方式是（　　　）
    A. 生蛙肉敷贴伤口
    B. 食入生蛇肉
    C. 经口误食剑水蚤
    D. 食入生鱼肉
    E. 食入生蟹肉

44. 疟原虫在人体内的发育过程可分为（　　　）

    A. 子孢子形成期

    B. 红外期

    C. 红内期

    D. 配子体形成期

    E. 孢子增殖期

45. 疟疾导致贫血的原因有（　　　）

    A. 脾功能亢进

    B. 免疫病理机制引起贫血

    C. 红内期疟原虫直接破坏红细胞

    D. 红外期疟原虫破坏肝细胞

    E. 骨髓中红细胞生成障碍

46. 阴道毛滴虫的主要寄生部位是（　　　）

    A. 女性阴道和泌尿道

    B. 男性泌尿道

    C. 人体消化道

    D. 男、女生殖系统

    E. 人体淋巴系统

47. 阿米巴痢疾的典型临床表现有（　　　）

    A. 稀便或黏液血便伴奇臭

    B. 局限性腹痛

    C. 强烈而持续的里急后重

    D. 粪便呈果酱色

    E. 粪便检查阿米巴滋养体阳性

三、问答题

1. 可引起明显腹泻症状的寄生虫有哪些？其是如何感染人体的？

2. 某患者因脑部占位性病变而就诊，应考虑有哪些寄生虫感染的可能，各是生活史中的哪一时期？

3. 在我国能引起肝脏损伤的寄生虫主要有哪些？其致病阶段各是什么？

4. 在我国能引起肺脏损害的寄生虫主要有哪些？其致病阶段各是什么？

5. 活组织检查能诊断哪些寄生虫病？分述检查方法和检出的虫期。

6. 在我国能引起皮炎的寄生虫有哪些？各由寄生虫的哪个阶段引起？

7. 因特殊的饮食习惯（生食或半生食）可感染哪些寄生虫病？为什么？

8. 简述在我国常见人体原虫病和蠕虫病中，经口感染的寄生虫种类及其感染阶段。

9. 可造成机体贫血的寄生虫有哪些？举出两例并说明其机制。

10. 写出5种寄生虫不同的取材和不同的病原学诊断方法，以及检测寄生虫的哪个阶段？

11. 举出三个例子说明异位寄生的危害。

（秦秋红　石学魁）

模拟测试卷

一、单项选择题(在每小题的四个备选答案中，选出一个正确的答案，每小题 1 分，共 20 分)

1. 关于寄生虫与宿主的关系，叙述错误的是(　)

　　A. 人是刚地弓形虫的终宿主

　　B. 中华按蚊是马来丝虫的中间宿主

　　C. 野猪是斯氏狸殖吸虫的转续宿主

　　D. 猫是华支睾吸虫的保虫宿主

2. 感染期的定义是(　)

　　A. 寄生虫感染宿主的阶段

　　B. 寄生虫感染终宿主的阶段

　　C. 寄生虫感染人体的阶段

　　D. 寄生虫的幼虫阶段

3. 需夜间检查诊断的寄生虫病是(　)

　　A. 丝虫病

　　B. 疟疾

　　C. 旋毛虫病

　　D. 血吸虫病

4. 只需要一种宿主即可完成生活史的寄生虫是(　)

　　A. 丝虫

　　B. 弓形虫

　　C. 蛔虫

　　D. 疟原虫

5. 结肠内阿米巴成熟包囊内核的数目通常是(　)

　　A. 1 个

　　B. 2 个

　　C. 4 个

D. 8个

6. 旋毛虫的主要保虫宿主是（　　　）

　　A. 人

　　B. 犬

　　C. 猪

　　D. 牛

7. 生活史中只有滋养体期的寄生原虫是（　　　）

　　A. 阴道毛滴虫

　　B. 蓝氏贾地鞭毛虫

　　C. 弓形虫

　　D. 杜氏利什曼原虫

8. 对怀疑为黑热病的患者，首选的检查方法是（　　　）

　　A. 免疫学检查

　　B. 外周血涂片检查

　　C. 骨髓穿刺涂片检查

　　D. 肝脏穿刺涂片检查

9. 在外界环境中，虫卵抵抗力最强的寄生虫是（　　　）

　　A. 蛔虫

　　B. 猪带绦虫

　　C. 鞭虫

　　D. 血吸虫

10. 我国长江以北地区没有血吸虫病的流行主要是因为（　　　）

　　A. 河流少

　　B. 无传染源

　　C. 人群抵抗力强

　　D. 无钉螺

11. 疟原虫的主要致病时期是（　　　）

　　A. 红细胞外期裂殖体

　　B. 红细胞内期无性体

　　C. 红细胞内期配子体

　　D. 子孢子

12. 在人体肝胆管内寄生的寄生虫是（　　　）

　　A. 丝虫

　　B. 旋毛虫

　　C. 华支睾吸虫

　　D. 钩虫

13. 包虫在人体内的寄生部位常见于（　　）

    A. 脑

    B. 肺

    C. 眼

    D. 肝

14. 目前，治疗阿米巴病的首选药物是（　　）

    A. 枸橼酸乙胺嗪

    B. 阿苯哒唑

    C. 吡喹酮

    D. 甲硝唑

15. 人体感染肺吸虫有可能是因为（　　）

    A. 喝溪水，吃溪蟹、淡水鱼

    B. 吃淡水虾、荸荠，喝生水

    C. 喝溪水，吃海蟹、川卷螺

    D. 吃溪蟹和蝲蛄，喝溪水

16. 蛔虫感染人体的主要途径是（　　）

    A. 经皮肤

    B. 经口

    C. 经呼吸道

    D. 经媒介昆虫叮咬

17. 生活史中可以不需要中间宿主的寄生虫是（　　）

    A. 布氏姜片吸虫

    B. 细粒棘球绦虫

    C. 猪带绦虫

    D. 微小膜壳绦虫

18. 使用药物治疗后，虫体仍不能排出体外的寄生虫病是（　　）

    A. 肝吸虫病

    B. 姜片虫病

    C. 丝虫病

    D. 钩虫病

19. 原虫感染的宿主免疫类型多属于（　　）

    A. 消除性免疫

    B. 无获得性免疫

    C. 带虫免疫

    D. 伴随免疫

20. 马来丝虫病晚期患者常见的症状或体征是（　　）

    A. 下肢象皮肿

B. 乳糜尿

C. 丝虫热

D. 阴囊象皮肿

二、多项选择题（在每小题的五个备选答案中，选出二个至五个正确的答案，多选、少选、错选均无分，每小题 1 分，共 12 分）

1. 寄生虫在宿主体内的免疫逃避机制主要为（ 　）

A. 抗原变异

B. 抗原伪装

C. 释放可溶性抗原

D. 改变宿主的免疫应答

E. 解剖位置的隔离

2. 常伴发于免疫低下或免疫缺陷患者的寄生虫感染有（ 　）

A. 粪类圆线虫感染

B. 弓形虫感染

C. 疟原虫感染

D. 包虫感染

E. 肺孢子虫感染

3. 属于人畜共患寄生虫病的是（ 　）

A. 疟疾

B. 日本血吸虫病

C. 蛲虫病

D. 贾第虫病

E. 包虫病

4. 属于土源性蠕虫的寄生虫有（ 　）

A. 旋毛虫

B. 华支睾吸虫

C. 钩虫

D. 鞭虫

E. 蛔虫

5. 虫卵排出后立即对人具有感染性的寄生虫有（ 　）

A. 蛲虫

B. 细粒棘球绦虫

C. 蛔虫

D. 猪带绦虫

E. 牛带绦虫

6. 人生吃或半生吃动物肉可能感染的寄生虫有（ 　）

A. 弓形虫

B. 日本血吸虫

C. 旋毛虫

D. 包虫

E. 华支睾吸虫

7. 经间接或直接接触可能感染的寄生虫有（　　　）

A. 钩虫

B. 阴道毛滴虫

C. 疥螨

D. 蓝氏贾第鞭毛虫

E. 耻阴虱

8. 外周血液涂片检查可能查到的寄生虫有（　　　）

A. 钩虫

B. 阴道毛滴虫

C. 丝虫

D. 疟原虫

E. 并殖吸虫

9. 弓形虫感染人体的途径主要有（　　　）

A. 经口感染

B. 经破损的皮肤黏膜感染

C. 经呼吸道感染

D. 经媒介昆虫感染

E. 经胎盘感染

10. 蛔虫在人群中感染普遍的原因主要是（　　　）

A. 雌虫产卵量大

B. 虫卵在外界抵抗力强

C. 生活史简单

D. 感染期幼虫污染外界环境严重

E. 个人卫生习惯不良

11. 可引起人皮下包块或结节的寄生虫有（　　　）

A. 猪带绦虫

B. 细粒棘球绦虫

C. 华支睾吸虫

D. 曼氏迭宫绦虫

E. 卫氏并殖吸虫

12. 能致肝硬化的吸虫是（　　　）

A. 布氏姜片吸虫

    B. 卫氏并殖吸虫

    C. 日本血吸虫

    D. 华支睾吸虫

    E. 斯氏狸殖吸虫

三、填空题(每小题 1 分，共 12 分)

1. 寄生虫病的三个流行环节是＿＿＿＿＿＿＿、＿＿＿＿＿＿＿、＿＿＿＿＿＿＿。

2. 旋毛虫成虫的寄生部位在＿＿＿＿＿＿＿。

3. 蛲虫雌虫通常在夜间爬到＿＿＿＿＿＿＿(部位)产卵。

4. 钩虫成虫在小肠寄生，以＿＿＿＿＿＿＿为食。

5. 丝虫的感染期是＿＿＿＿＿＿＿。

6. 犬是细粒棘球绦虫的＿＿＿＿＿＿＿宿主。

7. 生食淡水鱼、虾有可能感染的常见寄生虫是＿＿＿＿＿＿＿。

8. 牛带绦虫孕节片的子宫分支数目为＿＿＿＿＿＿＿支。

9. 日本血吸虫的主要致病虫期是＿＿＿＿＿＿＿。

10. 蛔虫引起的外科并发症中最常见的是＿＿＿＿＿＿＿。

11. 寄生在组织内的溶组织内阿米巴生活史时期是＿＿＿＿＿＿＿。

12. 原发性阿米巴脑膜脑炎的常见病原体是＿＿＿＿＿＿＿、＿＿＿＿＿＿＿。

四、判断说明题(认为正确的，在题干后的括号内打"√"，错误的打"×"，并说明理由，否则该题无分。每小题 2 分，共 10 分)

1. 钩虫幼虫在人体肺部移行时所引起的病变，属于幼虫移行症(　　　)

    说明理由：

2. 生食荸荠、菱角等水生植物有可能感染布氏姜片吸虫(　　　)

    说明理由：

3. 脑型疟疾主要是由间日疟原虫引起的(　　　)

    说明理由：

4. 阴道毛滴虫只寄生在女性阴道内(　　　)

    说明理由：

5. 寄生于消化道的寄生虫并非都是经口感染的(　　　)

    说明理由：

五、名词解释(每小题 3 分，共 12 分)

1. 终宿主　　2. 伴随免疫　　3. 带虫者　　4. 寄生虫

六、问答题(每小题 4 分，共 16 分)

1. 何谓寄生关系？寄生与共栖、互利共生如何区别？

2. 寄生虫感染人体的方式(途径)有哪些？并举例说明。

3. 人是如何感染囊虫的？临床上常见的囊虫病有哪些类型？

4. 简述间日疟再燃与复发的机制。

七、论述题（共 2 题，18 分）

1. 试述疟疾所致贫血的发生机制。（8 分）

2. 根据旋毛虫的生活史特点，试述旋毛虫病的临床过程及急性期临床表现。（10 分）

参考答案

（石学魁　庞　旭　曾令清）

参考文献

［1］马新博，运晨霞，石学魁，等．医学免疫学与病原生物学［M］．西安：西安交通大学出版社，2021．

［2］诸欣平，苏川．人体寄生虫学［M］．9版．北京：人民卫生出版社，2018．

［3］诸欣平，苏川．人体寄生虫学学习指导与习题集［M］．2版．北京：人民卫生出版社，2018．

［4］周怀瑜，刘登宇，彭鸿娟．人体寄生虫学彩色图谱［M］．西安：西安交通大学出版社，2016．

［5］叶薇．寄生虫检验技术［M］．北京：人民卫生出版社，2016．

［6］张峰，崔巍．北京协和医院寄生虫彩色图谱［M］．北京：中国医药科技出版社，2016．

［7］刘继鑫，姚淑娟．病原生物学学习指南［M］．上海：第二军医大学出版社，2015．

［8］吕志跃，杨静．人体寄生虫学学习指导及习题集［M］．北京：人民卫生出版社，2015．

［9］李朝品，王中全．人体寄生虫学学习指导［M］．北京：人民卫生出版社，2013．

［10］段义农，陈晓宁．人体寄生虫学实验指导［M］．北京：科学出版社，2013．

［11］刘鹏，李晓红．病原生物与免疫学实验与学习指导［M］．2版．西安：第四军医大学出版社，2013．

［12］吴观陵．人体寄生虫学［M］．4版．北京：人民卫生出版社，2013．

［13］秦啸峰，潘晋，陈茜文，等．浅谈人体寄生虫学实验标本的保存［J］．继续医学教育，2013，26：11．

［14］罗江灵．医学微生物与免疫学实验与学习指导［M］．2版．西安：第四军医大学出版社，2011．

［15］张敬如，张锡林，丁艳．混合蠕虫虫卵永久性封片标本的制备［J］．实用医技杂志，2011，18：6．

［16］农子军，莫刚，蒋莉萍，等．人体蠕形螨病原学检查方法及相关因素对检出率的影响［J］．检验医学与临床，2010，7：14．

［17］黄学贵．人体寄生虫学实验教程［M］．西安：第四军医大学出版社，2009．